A dieta do doutor Barcellos contra o câncer (e todas as alergias)

CIP-Brasil. Catalogação na fonte
Sindicato Nacional dos Editores de Livros, RJ

H563s Hirsch, Sonia, 1947 -
Sonia Hirsch apresenta a dieta do dr. Barcellos contra o câncer e as alergias / Sonia Hirsch.
- Rio de Janeiro: Hirsch : Mauad, 1997.
ISBN 85-8576-40-3

1. Câncer - Prevenção - Aspectos nutricionais.
2. Alergia - Prevenção - Aspectos nutricionais.
3. Alimentos - Uso terapêutico.
4. Dietoterapia. 5. Barcellos, Raul. I. Título.

97-0092 CDD 613.2
280197 290197 CDU 613.2 002520

Uma publicação
HIRSCH & MAUAD
(21) 2533-7422 e 2220-4451 (fax)
mauad@mauad.com.br
WWW.MAUAD.COM.BR
Av. Treze de maio 13, grupos 507-509
20031-000 Rio de Janeiro, RJ

Revisão: Maria de Fátima Barbosa
Capa e projeto gráfico: Cesar Lobo
Fotolitos: Textmaster
Impressão: Editora Lidador

HIRSCH & MAUAD

Sonia Hirsch

apresenta

A dieta do doutor Barcellos contra o câncer (e todas as alergias)

Sumário

A teoria do dr. Barcellos

por Sonia Hirsch

Proteínas, alergias, neoplasias malignas

por Raul Barcellos

A primeira vez que ouvi falar nele foi seis ou sete anos atrás, quando a mãe de uma amiga estava no hospital, com câncer. Já não podia comer normalmente e começou a receber alimentação via soro, uma fórmula tradicional que contém proteína e outros nutrientes. Nesse momento seus tumores passaram a crescer em ritmo acelerado, e um médico amigo da família comentou sobre uma teoria de que "certos aminoácidos alimentam certos tumores". Minha amiga, muito interessada em alimentação, quis saber mais a respeito, e foi assim que acabou descobrindo este senhor interessante, primeiro advogado e depois médico, que desenvolveu uma teoria original sobre o câncer:

– O câncer é, digamos assim, uma forma de alergia avançada. Muito avançada. Mas dá para tratar. Tratando, os tumores regridem. Não vou dizer que o tratamento cura o câncer. Mas a reação diminui, o paciente não sente dores. Enquanto ficar na dieta, controla o câncer. E se der sorte, o tumor desaparece mesmo.

Este senhor é o dr. Barcellos

80 anos, alto, cabelo branco cortado à moda militar, fuma um cigarro enquanto conta pausadamente sua história. Nasceu e cresceu asmático, e é aí que tudo começa: casualmente, ainda rapazinho, ele vai observando a rela-

ção entre certos alimentos e os ataques de asma. Carne de porco, por exemplo. Queijo. Mandioca. Uma certeza aqui, outra experiência ali, o padrão vai ficando claro e ele passa a controlar os ataques de asma através da alimentação. A cabeça cheia de indagações, quer estudar medicina! Mas a vida é dura, medicina é uma faculdade cara, ele vai para a de direito que lhe dá logo trabalho e sustento. Não por acaso casa-se com uma médica, estuda com ela, começa a freqüentar hospital, e aos 33 anos, em 1950, consegue finalmente formar-se médico.

Um dia faz o parto de uma mulher que está fraca e com vários tumores cancerosos. Prescreve um tratamento para fortificar o sangue e uma dieta que exclui todos os alimentos que ele considera negativos para o câncer – os mesmos que provocavam ataques de asma. Em pouco tempo a paciente melhora e fica boa, com regressão total dos tumores até onde ele acompanhou.

Entusiasmado, fica rezando para encontrar pacientes com câncer pela frente. Mas acaba pegando só os terminais, porque existe um lobby muito forte estabelecendo o que os médicos devem fazer diante do câncer: cirurgia, quimioterapia, radioterapia, cintilografias, ressonâncias magnéticas... Pacientes terminais já passaram por tudo isso, já estão quase derrotados mesmo, então topam qualquer negócio. Esses o dr. Barcellos consegue fisgar. Com alguns tem sucesso, mas o tumor desaparece e os pacientes também: achando-se curados, interrompem o tratamento. Outros morrem de outras causas, ou por metástase avançada. Mas mesmo neste caso a dieta apresenta a grande vantagem de suprimir as terríveis dores do câncer.

Que dieta é essa?

Não pode: leite, queijo, coalhada, requeijão e qualquer outro laticínio, exceto manteiga fresca; receitas que levam leite; feijão de qualquer tipo, inclusive ervilha, lentilha, grão-de-bico; nenhum tubérculo: batata-inglesa, batata-doce, batata-baroa (mandioquinha), cará, inhame, aipim/mandioca (e farinha de mandioca); carnes de porco, lagosta, camarão (e talvez outros frutos do mar como polvo, lula, marisco); aveia; abacate; castanha portuguesa e vitamina C sintética.

Além da dieta, ele receita meio lexotan para diminuir a ansiedade; vermífugos; e suplementos de metionina, um desitoxicante natural do organismo que precisa estar presente em maior quantidade quando há proteína demais no corpo. A proteína é que constrói os tecidos, inclusive os anormais e cancerosos. E o objetivo da dieta é justamente tirar de circulação certas proteínas, ou melhor, certos aminoácidos que entram na combinação de determinadas proteínas. É o mesmo tratamento que ele faz contra todas as alergias, com pleno sucesso enquanto a pessoa não põe um chocolate ao leite na boca, ou um pãozinho de queijo, ou qualquer outro bocadinho de alimento proibido; porque aí a reação alérgica recomeça imediatamente. É por isso que ele diz que o tratamento não necessariamente cura, embora possa até curar. Isso vai depender muito do paciente, e de um pouco de sorte também.

Certa vez o dr. Barcellos passou 85 dias na Clínica de Repouso Campo Belo, em Jacarepaguá, autorizado pelo então diretor técnico, dr. Henrique Bartholo, a aplicar sua dieta num pavilhão com 36 pacientes terminais. Logo teve que se mudar para dentro do pavilhão, pois à noite havia contrabando de leite, queijo, feijão e purê de batata; colocou sua cama atravessada na porta e montou guarda. Teve resultados comprovados: os tumores diminuíam visivelmente. Diante disso, pediu apoio para a parte científica da experiência, que envolveria complicadas análises de laboratório e grupos de controle. Não conseguiu.

A indústria do câncer é uma das mais poderosas do mundo. Já existe há quarenta anos e se alimenta tanto de diagnósticos quanto de procedimentos médico-cirúrgico-químico-radiológicos que também não garantem nada. São bilhões e bilhões de dólares circulando em função da doença, não da cura.

Já o dr. Barcellos não tem poder nenhum. Mas sua palavra e sua experiência têm direito a um espaço, nem que seja apenas para nos dizer de novo que nós somos o que comemos. Principalmente quando, ao mudarmos o que comemos, mudamos o que somos – para melhor.

Um pouco de informação: câncer

O câncer pode ser causado por uma série de fatores, genéticos ou adquiridos. Os genéticos se devem a um problema qualquer nos genes, unidades hereditárias situadas no cromossomo que determinam as características do indivíduo e que estão sendo estudadas em profundidade agora, numa tentativa de mapear o genoma humano. Os fatores adquiridos vêm através da radiação (de todos os tipos, inclusive solar), da poluição química do ar, da água e do solo, dos campos eletromagnéticos à nossa volta, do stress que provoca excesso de oxidação no organismo, da comida, da bebida, das drogas – da vida, enfim: viver é perigoso.

Existem basicamente quatro tipos de câncer: carcinomas, sarcomas, linfomas e leucemia. Carcinomas surgem na pele, nas membranas mucosas, glândulas e na maioria dos órgãos; sarcomas surgem nos ossos, músculos e tecidos conectivos; linfomas são a forma de câncer do sistema linfático, e leucemia é o câncer do sangue. Dentro desses quatro tipos há mais de cem variedades de câncer.

Mas todo câncer começa pequenininho. Uma turminha de células destrambelhadas escapa de ser vista e comida pelo sistema imunológico, e como tudo o que célula adora fazer na vida é se multiplicar, elas crescem e se multiplicam, formando um tecido anormal. Falta a elas a intervenção do sistema imunológico, e falta também uma parte do código genético que diz ao tecido quando ele deve parar de crescer. Por exemplo, um osso: o tecido ósseo sabe a forma exata daquele osso. Todos os dias ele se refaz do mesmo jeito. Isso porque cada célula carrega dentro de si o código genético apropriado dentro de uma molécula minúscula cujo apelido é DNA.

Faz parte também da sapiência da célula a coleta de nutrientes na corrente sangüínea, e entre esses nutrientes estão os aminoácidos que se agrupam em combinações diferentes para formar proteínas. Existem cerca de 500 tipos de proteínas pesquisadas, e todas derivam de alguma combinação entre os vinte e poucos aminoácidos conhecidos. Elas participam de absolutamente tudo na vida orgânica, inclusive de processos hormonais, enzimáticos e genéticos; mas sua principal função é formar tecidos. Osso é tecido, sangue é tecido, cabelo é tecido, assim como pele, membrana mucosa, unha, músculo, tendão, nervo. A proteína forma a trama e os outros nutrientes a preenchem . O sangue vai passando com a matéria-prima e as células de cada espécie de tecido – inclusive do sangue e da linfa – vão recolhendo aquilo de que precisam para sua manutenção, ao mesmo tempo que jogam de volta à corrente sangüínea aminoácidos e outras substâncias que estiverem sobrando, numa espécie de respiração celular.

No caso do câncer, segundo a teoria do dr. Barcellos, as células desvairadas recolhem do sangue justamente os aminoácidos que vão ajudá-las a crescer em delírio. Por isso, só tem um jeito: jejum nelas. A dieta vai alimentar o corpo, mas não o tumor – já que, na ausência daqueles aminoácidos, seu padrão de crescimento não consegue se manter. Começa uma regressão, que ao mesmo tempo é a degeneração do tecido canceroso, e isso aumenta a descarga de resíduos tóxicos no sangue. Daí a importância que o dr. Barcellos dá à desintoxicação através de metionina em drágeas, que geralmente vem associada a vitamina B12 e colina.

Desintoxicação

Metionina e cisteína são aminoácidos muito ricos em enxofre. Quando metabolizados fornecem ácido sulfúrico, que é desintoxicante. Tiamina e biotina, vitaminas do complexo B, também têm enxofre.

Metionina se encontra em ovo de galinha, leite humano, carne de boi, leite de vaca*; *enxofre* em couve, couve-de-bruxelas, brócolis, repolho, espinafre, nabo, couve-flor com as folhas, todos cozidos e em porções generosas, e no agrião cru; *biotina* em fígado de galinha, fígado de boi, gema de ovo, e *tiamina (vitamina B^1)* em pinhões, farinha de trigo-sarraceno integral, farinha de trigo integral, farinha de soja*, quínoa, kefir, levedo de cerveja, sementes de girassol, milho verde, germe de trigo. A absorção de biotina e tiamina é impedida ou reduzida na presença de álcool, avidina (proteína da clara crua do ovo), cafeína, sulfa, oxidação.

Combate aos vermes

É essencial, porque vermes e fungos atrapalham demais qualquer tentativa de restabelecer a ordem no caos. Alojados nos intestinos, minhoquinhas e cogumelos invasores roubam a comida que deveria ir para o sangue e despejam seus detritos por toda parte. Proliferam tão desvairadamente quanto as células cancerosas. Alguns fungos, como *Candida albicans*, chegam ao cúmulo de atuar

* *Alimentos proibidos na dieta do dr. Barcellos, mantidos aqui só como referência*

como hormônios, produzindo sintomas aqui e ali que só servem para levar a falsos diagnósticos e tratamentos inúteis.

Exames de fezes, segundo o dr. Barcellos, devem ser feitos a cada dez dias, até sair algum resultado positivo para se saber com certeza o que tratar.

(Além do vermífugo específico, outras substâncias são muito úteis para combater vermes e parasitas: óleo essencial de menta – uma gota numa xícara de água quente 15 minutos após as refeições, suco de aloe vera, arroz cru, semente de abóbora, artemísia, erva-de-santa-maria, coentro, hortelã, alho, gengibre, raiz-forte.)

Ansiedade

Em qualquer tratamento, é fundamental conseguir uma disposição psíquica confiante. Os estados emocionais perturbados influem tremendamente tanto nas reações alérgicas quanto no câncer. A simples notícia de que se tem câncer basta para duplicar ou triplicar o tamanho do tumor em muitas pessoas. Por isso o dr. Barcellos faz o paciente tomar uma pequena dose de tranqüilizante para ajudá-lo a encarar as mudanças. Costuma receitar meio comprimido de 3 mg do ansiolítico mais popular do mercado, o lexotan, antes de dormir .

Há boas alternativas, como reduzir o nível de stress, meditar, praticar do-in, esporte, fazer uma alimentação menos protéica, reduzir ou zerar o consumo de café, chá preto, coca-cola e qualquer estimulante, inclusive chocolate amargo (ao leite já não pode mesmo).

Suplementos de vitaminas e minerais

Pelos exames de sangue através dos quais acompanha o tratamento (ele diz que sabe se o paciente saiu da dieta pelo exame), vai receitando suplementos básicos como ferro e cálcio conforme a necessidade de cada um. Vitamina C sintética ele já percebeu há muitos anos que piora o câncer - porque estimula a produção de tecidos conectivos, que são a matéria-prima da coisa. Atualmente todas as vitaminas e minerais são contraindicados quando há câncer, pelas mesmas razões. Daí a importância de comer bem e obter vitaminas e minerais dos alimentos.

Comparando a outras dietas

A dieta macrobiótica é a que dá mais resultados positivos contra o câncer. Como toda dieta, proíbe certos alimentos e enfatiza outros, mas não só: exige profundas mudanças na postura de vida, baseadas na reflexão sobre os hábitos que levaram ao câncer, e transforma a alimentação num ritual que se prolonga muito além da mesa.

A base da macrobiótica são os cereais integrais, numa quantidade correspondente a 60% da refeição, junto com vegetais cozidos, sopa de misso, algas marinhas e algumas preparações especiais. É recomendado mastigar mais de sessenta vezes cada bocado para facilitar a digestão.

Produtos animais (laticínios, carnes, ovos e gorduras) estão fora. Igualmente café, açúcar, álcool, refrigerantes, sobremesas, frutas e verduras cruas. Feijões raramente, batatas nunca, nem tomate, pimentão, berinjela. E há distinções na dieta e no modo de cozinhar, dependendo do tipo de câncer em questão.

Infelizmente, muitos macrobióticos de carteirinha morreram de câncer. Se foi por má interpretação da dieta, falta de acompanhamento clínico ou quaisquer outros fatores, nunca ficou claro; de todo modo, a macrobiótica ensina a prestar atenção à comida e a comer alimentos ricos em nutrientes, fibras e carboidratos complexos, reunidos de forma equilibrada segundo suas qualidades energéticas, ácidas e alcalinas.

Alergia, asma & alimentação

A dieta do dr. Barcellos contempla mais a idéia de retirar os alimentos que causam reações alérgicas no organismo. Grande parte dessas reações é provocada pela histamina, neurotransmissor derivado da histidina, poderosa constritora dos vasos sangüíneos e estimulante da secreção ácida no estômago. Armazenada por células do sistema imunológico no tecido conectivo, a histamina é liberada em resposta a ferimento ou inflamação nos tecidos. Só que determinados organismos liberam histamina também diante de agentes inofensivos para a maioria das pessoas – produzindo, por exemplo, urticária na pele, ou causando espasmos nos músculos que envolvem os brônquios de forma tal que a passagem de ar fica obstruída e gera o ataque de asma.

Tradicionalmente, alergia era isso: urticária, asma, rinite, eczema. Hoje se sabe que a sensibilidade ou intolerância ao leite, por exemplo, também dá em sinusite, catarro, otite média, dor de cabeça, diarréia, mau hálito, tensão, fadiga, candidíase, suor excessivo, irritabilidade, dor nas juntas e muito mais. Agrava diabete, reumatismo e vários tipos de câncer.

Não é à toa que o dr. Barcellos proíbe os lácteos. Hipócrates, dois mil e quinhentos anos atrás, já falava em alergia ao leite. Leite é basicamente proteína; queijo é proteína de leite concentrada; e a formação dessa proteína, destinada a nutrir um ser que tem chifre, pêlo e rabo, pode de alguma forma irritar a mucosa do estômago e/ou intestino e estimular a liberação de histamina pelo sistema imunológico, que estaria vendo ali algo parecido com uma lesão ou inflamação. As carnes que sabidamente provocam reações alérgicas – camarão, lagosta, mariscos, carne de porco – são proteína. Feijões são a fonte mais rica de proteína vegetal, com destaque para a soja, e Hipócrates também já dizia que os feijões são tóxicos se não forem bem combinados. A soja é tão tóxica que precisa ser fermentada, não deve jamais ser comida como feijão.

As outras restrições da dieta são a alimentos muito mais ricos em carboidratos que em proteínas – batatas em geral, farinha de mandioca, aveia, abacate, castanha portuguesa. Quem tem rinite, e pára de comer essas coisas por uns dias, quando come uma batata sente imediatamente o nariz inchando por dentro. As membranas mucosas se chamam assim porque segregam um muquinho ralo, que as deixa entre úmidas e molhadas. Elas revestem todas as cavidades do corpo, inclusive o tubo respiratório e o gastrointestinal. Se a mucosa do nariz incha, por que não inchariam as outras? E por que isso não seria chamado de alergia?

A dieta

Há muito tempo que eu queria escrever sobre essa dieta do dr. Barcellos, da qual falo sempre que posso, em cursos e palestras; nunca apareceu ninguém interessado em debater ou rebater as idéias dele. Acompanhei alguns casos de perto. Estudando alimentação e saúde há quase vinte anos, percebo que a teoria pode não estar completa, mas faz sentido. E faz mais sentido ainda experimentar, divulgar, discutir. A sociedade sabe muito pouco sobre o câncer. Há campanhas contra o cigarro, que pode causar câncer mas nem sempre o faz, e um silêncio vergonhoso sobre a quantidade de hormônios e antibióticos que passam para o nosso sangue quando comemos carne, leite, laticínios, frango e ovos. O câncer é a segunda maior causa de mortes no Ocidente, e metade dos casos está ligada a maus hábitos alimentares – muita comida tóxica, pouca desintoxicação.

Talvez essa dieta que ele desenvolveu não seja universal, talvez a pessoa deva fazer seus próprios ajustes – por exemplo, lula, polvo e peixes de couro também provocam alergia em muita gente. Há quem não se dê bem com carne vermelha. Ou com laranja. Muitos não podem comer feijão, e muitos não podem comer arroz integral. Viver pode ser uma grande experiência! As duas grandes vantagens dos tratamentos pela alimentação são que um erro nunca é fatal, pois pode ser corrigido na refeição seguinte, e os bons resultados se fazem sentir rapidamente. É ver para crer.

Mas ele proíbe tudo! O que é que eu vou comer?

Cereais Arroz, trigo, milho, cevada, centeio, painço, trigo-sarraceno

Raízes Bardana, cenoura, nabo branco, rabanete comprido

Bulbos Cebola, alho, funcho (erva-doce), aipo (salsão), alho-poró, nabo, rabanete, beterraba, celeríaco, couve-rábano

Frutos Chuchu, abóbora, abobrinha verde, quiabo, maxixe, jiló, pepino, tomate, pimentão, berinjela

Folhas Acelga, couve, chicória, mostarda, agrião, alface, escarola, rúcula, catalona, espinafre, bertalha, repolho, couve-de-bruxelas, serralha, dente-de-leão, folhas de cenoura e nabo, de couve-flor, brócolis, salsa, coentro, cebolinha, nirá, todas as outras

Flores Brócolis, couve-flor, alcachofra

Brotos De trigo, alfafa,trevo, nabo

Caules e medulas Aspargo, palmito, bambu

Rizomas Gengibre, curcuma

Fungos Cogumelos, levedo de cerveja ou dietético

Oleaginosas Sementes de gergelim, girassol, abóbora, nozes, amêndoas, amendoim, castanhas de caju e do pará

Frutas Todas, menos abacate

Produtos animais Carnes de vaca, carneiro, cabrito, aves, ovos, peixes.

Como planejar essa dieta?

Tirar leite, queijo, feijões e batatas da alimentação pode ser um rude golpe na rotina diária, mas não é tão impossível assim. Um pouco difícil, no começo, porque afinal hábitos são hábitos, e em alimentação hábitos costumam ser vícios.

Por exemplo, tomar leite. Nenhum adulto precisa. Crianças, só as de peito. Por que o leite? Era um quebra-galho para os povos nômades, que viajavam com seu gado e precisavam complementar a ração diária com o que estivesse à mão; ou então para os pastores dos países frios, que passavam os meses de inverno isolados nas montanhas, dependendo de um punhadinho de cereais torrados e frutas secas para sobreviver. Na necessidade, o organismo se adapta a qualquer tipo de alimento, mesmo o que foi feito pela mãe de determinado animal para reforçar suas características genéticas, como é o caso do leite de vaca. Mas para nós, que vivemos numa fartura onde o embaraço é a escolha, o leite deveria ser a última alternativa de alimento. Mais ainda o leite de soja, que além de tudo não é leite, é suco de feijão.

Substituição do leite: chá preto, chá verde, banchá, infusão de ervas aromáticas como capim-limão, erva-doce, camomila, chá de casca de laranja, de maçã. Sucos de frutas e/ou vegetais. Leite de arroz. Leite de coco diluído, água de coco. Caldos, sopas.

O queijo é produto da fermentação do leite. São necessários um litro e meio de leite para fazer 50 gramas de queijo firme, que se come num piscar de olhos. Além de ser uma proteína de difícil digestão, que por isso mesmo tende a formar catarro, há o fato de que 50 gramas de queijo têm metade das proteínas que a gente deveria comer ao longo do dia – equivalem a um ovo ou meia xícara de feijão ou 30 gramas de nozes ou meio peito de galinha.

Substituição do queijo: peito de frango assado ao molho de laranja, fatiado fininho, fica delicioso em sanduíches. Tem sabor suave e pode cair bem até no café da manhã de quem gosta de comer bem antes de sair de casa. A mesma coisa pode ser feita com atum fresco, que tem um sabor muito suave, aferventado com sal e um pingo de vinagre, depois temperado com azeite e mostarda. Isso sem falar na versatilidade de simples ovos mexidos.

Para nós, brasileiros de carteirinha, tirar o feijão é mais complicado. A comida pode ficar sem graça. Sem graça? Jamais! Isso é um pecado contra a gula, e já dizia Maupassant que somente os imbecis podem não ser gulosos. O jeito é fazer mudanças radicais no cardápio e relembrar pratos gostosos que não precisem ser acompanhados de feijão. Como aqueles ensopadinhos de frango com quiabo e as moquecas de peixe com pirão ou farofa de farinha de milho...

Substituição do feijão: vegetais, carnes, aves, ovos e peixes preparados com molhos apetitosos; arroz de forno; macarronada (sem queijo ralado).

As batatas são um alimento rápido, prático, barato – mas só fazem falta a quem gasta muita energia física: crianças, adolescentes, atletas, estivadores. Batata-inglesa, batata-doce, batata-baroa (mandioquinha), inhame, inhame-do-norte, cará, aipim (mandioca) e farinha de mandioca contêm mais amido do que proteínas e outros nutrientes. Amido também existe aos montes em pães, arroz, trigo, macarrão. Tirar as batatas não é tão complicado assim.

Substituição das batatas: polenta ou angu de milho, canjiquinha, pamonha, triguilho, pastel de forno, bolinhos de arroz, quibe de vegetais; purê de abóbora; sopa de banana-da-terra verde.

Mas, independente do dr. Barcellos, existe alguma relação científica entre comida e câncer?*

Existe. Segundo cautelosíssimos especialistas da comunidade internacional, pelo menos 1/3 e talvez metade das mortes causadas pelo câncer estão ligadas a hábitos alimentares. Má notícia: não há qualquer evidência de que se possa prevenir o câncer através de megadoses de vitaminas. Boa notícia: há muitas evidências de que certos cuidados alimentares ajudam a prevenir o câncer.

Gordura e fibra estão em cena o tempo todo: gordura como vilã, fibra como mocinha. Micronutrientes de ação antioxidante são os fiéis cavaleiros da mocinha, enquanto aditivos químicos, corantes e preservativos assessoram a vilã. Mas a questão não pode ser resumida a esses componentes da dieta de forma isolada, pois é bastante claro que uma alimentação rica em fibras também é rica em micronutrientes e pobre em gordura, enquanto uma alimentação rica em gorduras é pobre em micronutrientes e fibra. Ou seja, a gordura em si não vai prejudicar uma pessoa que tenha bastante vegetais e grãos em suas refeições. E os suplementos de fibra não vão salvar o amante das carnes gordurosas, que apesar disso pode não vir a ter câncer.

**A partir daqui, as informações vêm do livro O Mínimo para Você se Sentir o Máximo, de Sonia Hirsch*

Um grupo de risco certo: os obesos. Mulheres e homens pesando 40% mais que seu peso ideal mostram um risco de 35 a 55% maior de morrer de câncer. Outro fator de risco: vida sedentária.

Já existe algum material oficial sobre isso. O que vai a seguir é um apanhado das evidências publicadas em 1991 no livro *Diet and Health* pela National Academy of Sciences, a grande instituição científica norte-americana.

Alimentos que protegem

Vegetais e fibras Dietas ricas em cereais, leguminosas, hortaliças e frutas, portanto ricas também em micronutrientes, antioxidantes e fibras, estão ligadas a menor ocorrência de câncer de pulmão, intestino, esôfago e estômago. As crucíferas, especialmente brócolis, repolho e couve-de-bruxelas, contêm ainda indol e sulforafano, que em alguns estudos demonstraram neutralizar agentes carcinogênicos.

Carotenóides Dietas ricas em vegetais amarelos, que contêm betacaroteno e outros carotenóides, parecem proteger de câncer no pulmão.

Vitamina c Frutas cítricas e vegetais contendo vitamina C parecem proteger contra câncer de estômago.

Selênio Portadores de vários tipos de câncer apresentam baixo índice de selênio no sangue. Suplementos de selênio, que é antioxidante, parecem oferecer proteção, mas em doses altas podem ser tóxicos. Fontes: castanha-do-pará, vermelho, pargo, carpa, corvina, atum, sardinha, salmão, haddock, bacalhau.

Colina É uma vitamina do complexo B que degrada gorduras no corpo. Protege o fígado. É encontrada em ovos, fígado, soja, couve-flor e alface; também pode ser sintetizada no organismo a partir da metionina.

Alimentos que complicam

Sal Alto consumo de sal pode irritar e danificar a barreira mucosa gástrica, favorecendo o início do tumor. O câncer de estômago está ligado a dietas contendo grande quantidade de conservas e alimentos salgados e defumados, que geralmente também contêm nitritos.

Gordura Alto consumo de gordura aumenta o risco de câncer, especialmente de cólon, seio e próstata. Se você pensar que a gordura é a fada-madrinha dos radicais livres, e que eles produzem lesões irreversíveis nas membranas das células, já está na sintonia certa.

Carne Dietas ricas em carne, portanto ricas também em gordura animal, e pobres em vegetais e frutas, estão fortemente associadas a câncer de cólon e de seio.

Álcool O consumo regular de álcool em excesso aumenta o risco de câncer na cavidade bucal, faringe, esôfago e laringe; está associado ao câncer primário de fígado e, em bebedores moderados de cerveja, ao câncer retal.

Açúcar Vários estudos apontam a relação entre alto consumo de açúcar e câncer de cólon, reto, seio, ovário, útero, rins, próstata, pâncreas e testículos.

Radicais livres? Livre-se deles!

Quando o dr. Barcellos diz que "a malignidade seria uma espécie de mutação provocada por um agente pseudoenzimático que apareceria na célula por diversas influências químicas, físicas e parasitárias", penso imediatamente nos radicais livres – muito falados, pouco explicados, mas certamente os principais suspeitos de causar a lesão inicial do câncer – aquela que rompe a harmonia do local, deforma as células e estabelece o padrão anormal.

O radical livre é um átomo ou molécula que tem um elétron desemparelhado. Para quem não lembra: os compostos químicos consistem de dois ou mais elementos mantidos juntos em forma de moléculas pela força de uma ligação que envolve elétrons, a parte negativa dos átomos. A arrumação dos elétrons em pares determina a estabilidade dos compostos. Se um elétron recebe uma carga de energia forte o suficiente para pô-lo em fuga, o outro, coitado, fica muito instável e reativo. Vai procurar um novo elétron para se emparelhar, onde? Na molécula vizinha, que por sua vez ganha um elétron desemparelhado, que fica instável e tenta tirar outro elétron de um átomo próximo, numa reação em cadeia que acaba produzindo radicais livres em série e levando ao caos químico.

Sempre existiram, os radicais livres. Fora de nós são a ferrugem da oxidação do ferro, o escurecimento da maçã cortada que fica em contato com o ar, o sabor amargo do suco de laranja que sobrou, do limão espremido e guardado, o ranço da manteiga, das nozes, castanhas e sementes envelhecidas. Dentro de nós são resíduo da respiração celular e conseqüência da transformação de carboidratos e gordura em energia (quando alguém fala em "queimar" calorias está falando em oxidar carboidratos e gorduras). Com sua habitual eficiência, o corpo utiliza substâncias antioxidantes para neutralizar os radicais livres. Alguns antioxidantes, como a enzima SOD, são produzidos pelo organismo a partir de elementos disponíveis no sangue; outros vêm inteiramente da alimentação, entre eles as vitaminas A, C, E e os minerais cobre e selênio.

Comidas gordurosas, lesões e traumas físicos, perturbações emocionais tipo ataques de raiva, medo ou preocupação, infecções bacterianas, radiografias, calor em excesso, sol forte e mil outras coisinhas também provocam oxidação. O envelhecimento é uma forma generalizada de oxidação. Mas o problema maior é que absorvemos diariamente, sem perceber, sem querer e sem poder evitar, uma série de substâncias químicas e radiativas que aceleram esse processo, criando radicais livres que afetam as células e predispõem aos desastres bioquímicos que chamamos de doenças cardíacas, viróticas, imunológicas, envelhecimento precoce e, claro, câncer (não espalhe, mas há previsões de que uma em cada três pessoas o terá).

Quando há radicais livres demais e antioxidantes de menos as células passam a sofrer lesões encadeadas, primeiro em suas membranas, depois no interior e finalmente em seu núcleo, onde o próprio código que mantém íntegro o padrão celular é atingido. Por isso tantos médicos receitam suplementos de vitaminas e minerais que neutralizam, direta ou indiretamente, os radicais livres. Que suplementos? De vitamina A/betacaroteno, B1, B5, B6, PABA, C, E, bioflavonóides, selênio, zinco, cobre, manganês, enxofre, e ainda clorofila, papaína, cisteína, lecitina, pectina, germânio, fibras, ácidos nucleicos. O desejo de intensificar a saúde é tanto que até as lojas de produtos naturais reservam suas melhores estantes para os vidrinhos.

Mas sabe-se que vários alimentos cumprem essa função muito bem *(v. página 30)*. Tanto por serem ricos em antioxidantes quanto porque ao se alimentar deles você não estará comendo bobagens oxidativas...

O que produz radicais livres e toxinas

Gordura Fritura, temperos e molhos que contêm óleo, maionese, manteiga e óleo rançosos e/ou reutilizados para fritar, carnes gordas de boi, porco ou ave, pele e gordura de ave, queijo que não seja desnatado, creme de leite, chantilly, sorvete, biscoitos, batata frita: as moléculas de gordura são mais sensíveis aos radicais livres.

Aditivos em excesso Carnes embutidas, enlatadas, salgadas, conservadas, defumadas e comida industrializada em geral: causam poluição química interna, com sobrecarga de fígado e rins.

Farináceos em excesso Pão, biscoito, produtos de padaria, pastéis, empadas, empadão, pizza: são deliciosos mas nutrem pouco. Farinhas oxidam rapidamente, são sujeitas a contaminação por fungos ferozes, fermentam no estômago e reagem mal com frutas.

Bebidas viciantes Álcool, café, refrigerantes, refrescos de sabor artificial: o álcool é grande fonte de radicais livres, o café tem gordura e ranço, os refrigerantes e refrescos são produtos químicos coloridos e flavorizados. Há que dosar bem!

Doces Balas, bombons, caramelo, chocolate, cafezinho doce, sorvete, tortas cremosas, coberturas para bolo ou sorvete, gelatina, produtos diet: todos eles elevam muito a taxa de oxidação.

Beliscos Nozes, castanhas e sementes rançosas deixam um gostinho azedo e amargo no fundo da garganta: é o sabor dos radicais livres. Os amendoins, além de também rançarem com facilidade, são muito sujeitos a contaminação por aflatoxina, que é cancerígena.

Vegetais e frutas tratados com muito agrotóxico Só Deus sabe quais e quantos; use seu nariz para ver se percebe alguma coisa. Na feira, algumas barraquinhas se denunciam pelo cheiro. Figos, morangos, pêssegos e outras frutas frágeis são agraciados com doses maiores de pesticida. O tomate é famoso por levar até 50 pulverizações durante sua vidinha rural.

Alimentos especialmente nutritivos, desintoxicantes, antioxidantes e liberados pelo dr. Barcellos:

cereais: arroz, cevada, cevada-perolada, painço, trigo-sarraceno

raízes: nabo e rabanete compridos, cenoura

bulbos: nabo redondo, rabanete, beterraba, alho, cebola

folhas e flores: couve, couve-flor, repolho, agrião, couve-de-bruxelas, espinafre, brócolis

gorduras: óleo de oliva, de gergelim, de peixe

peixes: de alto-mar

ovos: só a gema

algas: kombu, wakame, hijiki, arame, ágar-ágar, spirulina, clorela

sementes: de gergelim, girassol, castanha-do-pará

frutas: amora, banana, maçã, morango, laranjas com sua parte branca

e os complementos: chá preto, chá verde

e banchá, de preferência com gotinhas de limão; umeboshi (ameixa salgada japonesa), pólen de abelhas, carvão vegetal, levedo dietético, papaína, extrato de fígado, extrato de timo.

Por que estes alimentos são especiais?

Porque são ricos em coisinhas que influem muito na saúde, e que aqui vão:

ácidos nucléicos Importantíssimo grupo de substâncias presentes no núcleo da célula. Inclui o DNA e o RNA, ácidos essenciais à formação de novas células, portadores do código genético que preserva as características de cada pessoa. Sua presença reforça a defesa celular contra radiação e toxinas. O organismo produz ácidos nucleicos. As grandes fontes externas são pólen de abelhas, levedo, algas clorela, fígado de galinha, extrato de fígado, cogumelo, peixes como sardinha, salmão e anchova, germe de trigo, aveia, cebola

alginato de sódio As algas marinhas kombu, wakame, hijiki e arame (conhecidas como algas kelp), ágar-ágar e clorela têm como ingrediente precioso o alginato de sódio, que reduz em 50 a 80% o radiativo estrôncio-90 absorvido pelos tecidos ósseos. Hoje em dia todo mundo tem E-90 no corpo devido a testes de bomba atômica, usinas nucleares e emissões de rotina, e isso aumenta o risco de contrair leucemia, câncer ósseo e de sistema linfático (mal de Hodgkins). Os males menores: anemia e redução na produção de células brancas e vermelhas do sangue. O alginato de sódio atrai e envolve o isótopo radiativo de E-90 no trato intestinal, formando com ele um sal insolúvel chamado alginato de estrôncio que é eliminado pelas fezes. Faz a mesma coisa com poluentes metálicos do ambiente como chumbo, bário, cádmio, estrôncio, ferro, plutônio e césio. Além disso as algas ajudam a dissolver depósitos de muco e gordura, contêm iodo, que protege a tireóide e os órgãos reprodutivos, e mais 56 minerais e oligoelementos necessários ao corpo. Pouco fósforo, o que tem suas vantagens. Spirulina e clorela ainda são fonte de clorofila, essencial para renovar o sangue e transportar oxigênio até as células. Recomendação: 100 g (peso seco) de algas por semana, ou 2 a 5% da alimentação diária

enxofre Ajuda o fígado e os rins a desintoxicarem o organismo. Alho e cebola são ricos em enxofre, o alho através da alicina, a cebola nos aminoácidos metionina e cisteína. O alho ainda regulariza a pressão alta, reduz a taxa de colesterol no sangue, os coágulos e depósitos de gordura; aumenta a absorção das vitaminas B, estimula as glândulas; contém antibióticos naturais e germânio orgânico. Suplementos de alho: sem restrições

cisteína Aminoácido que contém enxofre e é antioxidante, com grande capacidade de desativar e remover radicais livres e evitar a destruição da hemoglobina pelos agentes radiativos. Protege o fígado e os rins das toxinas ambientais, já que neutraliza e elimina metais tóxicos como chumbo, mercúrio e cádmio. Fontes: couve, agrião, couve-de-bruxelas, repolho, nabo, couve-flor, brócolis, amora, espinafre; as algas citadas acima; rabar ervilha fresca, cenoura, castanha de caju; entre as fontes animais expressivas em enxofre estão ovos, carne e peixes. Estes, se possível de alto-mar: atum, bacalhau, haddock, namorado, badejo/garoupa, linguado, vermelho/pargo, cherne, esturjão, cação, merluza e outros, que certamente contribuirão com menos toxinas químicas do que os peixes das poluídas baías. Os vegetais irradiados perdem muita cisteína

clorofila É o verde dos vegetais e das folhas, tem estrutura muito semelhante à da hemoglobina e é tônico orgânico por excelência. Capaz de reduzir à metade as toxinas da poluição e da radiação; fácil de obter no dia a dia através das folhas verde-escuras de couve, agrião, repolho, brócolis e outras, que ainda têm a vantagem de ser ricas em enxofre, sais minerais e vitaminas

fibras Presentes na maior parte dos alimentos, aceleram o trânsito das fezes pelos intestinos e evitam assim a assimilação de substâncias tóxicas pela mucosa intestinal

pectina Carboidrato que envolve e elimina isótopos radiativos, notadamente o estrôncio-90 e o chumbo; também reduz a taxa do "mau" colesterol no sangue. Deve ser obtida de fontes naturais, pois a pectina sintética não tem o mesmo efeito. Fontes: parte branca dos cítricos (juntinho da casca) e sobretudo de grapefruit, sementes de girassol, soja (mas não tofu), cenoura; banana, beterraba, batata, maçã com casca e semente, couve-de-bruxelas, morango, amora, framboesa, feijão

* *A vitamina C é proibida na dieta do dr. Barcellos*

germânio/ge-132 Antioxidante, antimutagênico, anticancerígeno e catalisador da assimilação de oxigênio pelas células, o germânio tem sido usado com muito sucesso na prevenção e no tratamento das doenças degenerativas. Impede a hipoxia, deficiência de oxigênio nas células que aparece na fase mais grave de todas as doenças. O Ge-132 é um composto sintético que mistura o mineral-traço germânio com carbono, hidrogênio e oxigênio. Surgiu da constatação de que as plantas medicinais do oriente são ricas em germânio, e foi desenvolvido no Japão pela equipe do dr. Kasuhiko Asai, em 1967; hoje, milhões de japoneses tomam suplementos de Ge-132 todos os dias. O dr. Asai, em seu livro The Miracle Cure: Organic Germanium (Japan Publications, 1980), diz que seu produto é eficiente contra todos os tipos de doenças, do câncer à sinusite, de neurose ao mioma, da cirrose e da diabetes aos problemas cerebrais. Normaliza o metabolismo de vários minerais e reforça a cisteína. É imunoestimulante, fazendo aumentar a produção natural de interferon e de vários tipos de células brancas. Suas propriedades contra a radiação estão sendo pesquisadas, com muitos resultados positivos. Fontes naturais de germânio: o alho é a segunda fonte mais rica e a mais fácil de obter, contendo 754 ppm (partes por milhão, ou mg por k) de germânio. A primeira: Trametes cinnabarina Fr., nativa da Rússia, 800 a 2000 ppm. As outras: Panax ginseng, Angelica pubescens Maxim., agrião, castanha-d'água (Trapa japonica Flerov), confrei, Lycium chinese mill, Wisteria floribunda, Aloe vera, clorela e cevada perolada. Suplementos: sem restrições, em doses diárias variando de 25 a 100 mg

lecitina Substância gordurosa, antioxidante, que introduz no sangue o "bom" colesterol e ajuda assim a evitar depósitos de gordura sob a pele e endurecimento gorduroso das artérias. Neutraliza efeitos da radiação e da poluição sobre os sistemas nervoso e reprodutivo, atuando de forma semelhante às vitaminas A, C, E, ao selênio e à enzima superoxidodismutase (SOD). Com isso reduz o stress e aumenta a imunidade contra infecções virais, que podem ser desencadeadas por exposição a toxinas; auxilia o funcionamento dos rins e do fígado e protege o sistema cardiovascular. É fonte de colina, uma vitamina B que emulsifica ou degrada gorduras no corpo, previne doenças neurológicas e possivelmente o mal de Alzheimer; estimula a produção de acetilcolina, que evita perda de memória, tremores faciais e mania (na demência senil é constatada deficiência de colina e lecitina). Neutraliza ou reduz os efeitos de vários agentes radiativos, como raios-x, estrôncio-90, césio-137, iodo-131, kripton-85, rutênio-106, zinco-65, bário-140, potássio-42, plutônio-239, e de vários poluentes ambientais como chumbo, alumínio, DDT, nitratos, nitritos, drogas recreativas e medicinais. Fontes: pólen de abelhas (até 15% de lecitina), gema de ovo (8 a 10%), peixes, aveia, trigo, soja, amendoim, arroz, feijões. A lecitina encontrada no mercado é de soja, pela simples razão de que a produção mundial de soja é enorme e o produto se torna barato. Suplementos: muito úteis na prevenção e no tratamento de desordens musculares, nervosas e cerebrais derivadas de exposição a elementos radiativos ou tóxicos, incluindo drogas psicoativas que geralmente reduzem a reserva de acetilcolina. São encontrados em cápsulas, grânulos e líquido espesso. Este último é a forma mais econômica, recomendada em doses de 1 a 3 colheres de sopa por dia. Equivalência em cápsulas: 1200 mg = 1 colher de sopa de lecitina líquida, que deve ser guardada na geladeira para evitar o ranço. Inconveniente: a lecitina contém muito fósforo para pouco ou nenhum cálcio, magnésio e manganês, seus parceiros de atuação, portanto o uso de suplementos não deve ser feito isoladamente. 75 partes de fósforo se equilibram com 100 de cálcio, 50 de magnésio e 1 de manganês

levedo dietético É diferente do levedo de cerveja pelo fato de ser produzido especialmente para consumo humano; dessa forma, fica garantido seu alto conteúdo de vitaminas do complexo B (com exceção da B12, que só está presente no levedo quando é especialmente incluída). 50% de seu peso são proteínas; é boa fonte de ferro, e também de selênio, que é antioxidante. Suplementos: sem restrições

papaína Enzima extraída do suco do mamão, poderosa na degradação das proteínas e na defesa das células contra a radiação. Vendida em várias formas comerciais. Sem restrições

umeboshi (ameixa salgada japonesa) Essa tradicional conserva japonesa, poderosamente antioxidante, combina o ácido cítrico da ume – ameixa verde, Prunus mume – com o sal, produzindo um excelente normalizador das funções orgânicas e do pH sanguíneo. É tão alcalinizante que 10 gramas de umeboshi (2 ameixas) neutralizam a acidez provocada por 100 gramas de açúcar, e ao mesmo tempo seu teor de ácido cítrico favorece a absorção de minerais como ferro, cálcio e magnésio. Contém catequinas, que estimulam o peristaltismo intestinal, e outras substâncias digestivas, anti-sépticas e antibióticas. Previne a fadiga, estimula o metabolismo e auxilia os rins e o fígado na eliminação de toxinas. Pode ser utilizada pura ou carbonizada, neste caso atuando exatamente como o carvão

carvão ativado Ou carvão vegetal: absorve e neutraliza substâncias radiativas e tóxicas, evitando envenenamentos. Extremamente útil após overdoses de qualquer tipo de droga. É vendido em farmácia, como comprimido, mas o efeito aumenta quando é mastigado ou triturado para tomar com água. Consta que pode ser consumido duas vezes por dia, uma colher de sopa ou oito tabletes de cada vez, durante vários dias e até mesmo semanas. (Home Remedies: Hydrotherapy, Massage, Charcoal and Other Simple Treatments, Agatha and Calvin Trash, M.Ds., Yuchi Pines Institute, 1981)

chás O preto, o verde e o banchá saem todos da mesma planta, Thea sinensis. O **chá preto** é feito com as folhinhas tenras, colhidas cedo e fermentadas durante o processo de secagem; o **chá verde** vem das folhas mais velhas, que secam sem fermentar e dão o famoso chá que todo mundo toma no Japão e na China; o **oolong** é destas mesmas folhas, semifermentadas; e as folhas mais grossas e escuras, que permanecem até três anos na árvore, dão o **banchá** ou **kukichá**. Todos contêm de 1 a 5% de cafeína, 27% de tanino (ou ácido tânico, adstringente e antibacteriano), uma pequena porção dos bioflavonóides quercitina e rutina, alguma vitamina C, flúor, centenas de outros componentes medicinais – e ainda as catequinas, que além de serem antioxidantes atuam à semelhança do alginato de sódio removendo o estrôncio-90 do organismo antes que ele atinja a medula óssea. Protegem, portanto, da radiação. As catequinas também ativam o peristaltismo intestinal. Muita cautela, porém: mais de 2 ou 3 xícaras diárias desses chás podem ser prejudiciais, porque o tanino é potencialmente cancerígeno e anula vitaminas, principalmente a B1 (250 ml de chá preto matam 1.0 mg de vitamina B1, a menos que você pingue nele boas gotas de limão, cuja vitamina C evita o dano). O banchá contém menos cafeína mas libera mais tanino, sobretudo quando é fervido, já que o alto calor favorece essa liberação. O correto é preparar todos os chás em infusão (água fervendo sobre as folhas, num bule escaldado, tampar e deixar 3 a 5 minutos), e as folhas não devem ser reutilizadas. Quanto mais amargo e adstringente, mais tanino no seu chá. Segundo pesquisa recente, alguns dos componentes do banchá inibem a formação de cáries, entre eles o cariofileno e o indol, que juntos neutralizam as bactérias Streptococus mutans e outras, causadoras de acne e de problemas intestinais. O **mate** é feito com folhas que vêm de outra planta, a Ilex paraguaiensis, típica do Paraguai e do sul do Brasil. Tem propriedades semelhantes ao chá preto, com menos tanino e cafeína

extrato de fígado/fígado dessecado Produzido a partir do fígado de animais, concentra suas propriedades e fortalece as defesas orgânicas; é fonte de ácidos nucléicos; vem em cápsulas ou comprimidos

extrato de timo Fabricado a partir da glândula timo, que governa a resposta imunológica, tem dado excelente resultado na prevenção e tratamento de doenças que se agravam por baixa imunidade

pólen de abelhas Quando elas voltam de seu passeio pelas flores, onde colhem néctar, parecem ter ganho botinhas: é o pólen que vai grudando nos pés das abe lhas à medida que elas pousam aqui e ali. Para retirá-lo os apicultores as fazem entrar na colméia por um caminho estreito que matreiramente confisca a carga. Comidinha extremamente energética e curativa, conhecida desde a antigüidade, o pólen tem uma profusão de nutrientes especiais dentro de si: proteínas, ácidos graxos, vitaminas A, B, C e E, magnésio, cálcio, selênio, lecitina, cisteína e ácidos nucleicos. Com isso estimula os órgãos e as glândulas, aumentando a vitalidade, rejuvenescendo e dando vida longa a quem o consome. Tem propriedades antivirais e antibacterianas, e seus efeitos radioprotetores e antitóxicos são considerados dos mais poderosos, até mesmo para reduzir os efeitos colaterais nos tratamentos do câncer por radioterapia. Sobre sua atuação durante quimioterapia há bons indícios mas não estudos conclusivos. Sabe-se, entretanto, que protege o organismo das agressões da poluição, de aditivos químicos, do DDT e das drogas fortes. O pólen é encontrado no mercado em forma de grãos pequenos, irregulares, em cores que vão do amarelo ao marrom claro. É importante saber a procedência porque as flores das quais ele provém podem ter sido fumigadas com inseticidas. Suplementos: só têm contraindicações para pessoas alérgicas, que devem começar com meia colherinha de café, ingerida de estômago vazio antes das três refeições, e ir aumentando até uma ou duas colheres de chá. Para neutralizar efeitos de radioterapia e aumentar a resposta imunológica a dose tem sido duas colheres de sopa (20 gramas) três vezes por dia. Importante: o pólen não deve ser fervido. Pode ser chupado, mastigado, engolido com água, chá, sopa, suco.

coordenadas oficiais para prevenção do câncer*

Coma bastante variedade: assim você garante energia, proteína, vitaminas, minerais, fibras e gordura suficientes para uma boa saúde

Faça uma alimentação rica em grãos, vegetais e frutas: eles têm pouca gordura e fornecem a maior parte dos nutrientes de que você precisa

Coma diariamente vegetais frescos como cenoura, nabo, abóbora, batata-doce, couve, repolho, espinafre, agrião e outros verdes

Coma diariamente frutas inteiras: elas têm mais fibras que os sucos, e mastigar a fruta facilita a assimilação de todos os nutrientes

Coma bastante fibra: cereais integrais cozidos ou em flocos, triguilho, pão de trigo ou milho integral, farelos, frutas cruas e vegetais com casca, feijões* em geral

* *U.S. National Cancer Institute / Human Nutrition Information Service*

Experimente pão integral, pão de centeio, bolinhos de fibra, broa de milho e mingau de aveia*. Faça panquecas e waffles com farinha de grãos integrais

Tente ficar longe de gordura, gordura saturada e colesterol: é a melhor prevenção contra aumento de peso, ataque cardíaco e certos tipos de câncer

Evite fritar as carnes, procure assar ou grelhar. Antes de temperar, retire a gordura e a pele de aves e carnes. Aumente seu consumo de peixe

Use o mínimo de manteiga, margarina, óleo, banha, maionese, molhos de salada prontos

Prestigie as vitaminas A e C, que são antioxidantes: coma laranja, grapefruit, pêssego, goiaba, tamarindo, acerola, morango, melão; folhas verde-escuras como espinafre, couve, agrião, brócolis; repolho, batata-doce*, cenoura, abóbora de qualquer tipo

Tempere os vegetais com ervas, especiarias e gotas de limão em vez de molhos industrializados

Use açúcar só com moderação: uma dieta rica em açúcar, mel, melado, mascavo, rapadura, maple, karo & similares, tem calorias demais e nutrientes de menos, engorda sem nutrir, afeta os dentes e está ligada a vários tipos de doenças

Use sal e sódio só com moderação: você reduz seu risco de pressão alta

---

* *Alimentos proibidos na dieta do dr. Barcellos*

Se gosta de bebidas alcoólicas, beba só com moderação: elas fornecem calorias, mas não nutrientes; beber engorda e pode causar problemas de saúde, acidentes e dependência

Mantenha o peso adequado: isto reduz suas chances de ter pressão alta, doença cardíaca, derrame, diabete, certos tipos de câncer e outras encrencas sérias.

O que se deve comer por dia?

6 a 11 porções de cereais, pães, massas e tubérculos*

3 a 5 porções de vegetais

2 a 4 porções de frutas

4 a 6 porções de alimentos protéicos (carnes, peixes, aves, feijões*, ovos, laticínios, sementes oleaginosas e castanhas)

e o mínimo de açúcar e gordura.

O número menor de porções é para quem precisa controlar o peso; o maior, para quem não tem esse problema ou quer mesmo engordar um pouco.

---

* *Tubérculos e feijões são proibidos na dieta do dr. Barcellos*

Uma porção é...

pão 1 fatia

cereais matinais/granola 30 gramas

cereais cozidos 1/2 xícara (arroz, trigo, milho, aveia*, cevada, painço, trigo-sarraceno)

macarrão 1/2 xícara

tubérculos* 1/2 XÍCARA

vegetais crus 1 xícara

vegetais crus ralados 1/2 xícara

vegetais cozidos 1/2 xícara

sumo de vegetais 3/4 xícara

fruta fresca 1 fruta pequena ou 1/2 xícara de fruta picada

fruta cozida 1/2 xícara

leite ou iogurte* 1 copo

queijo fresco* 45 g

queijo processado* 60 g

carne, peixe ou ave 60 a 90 g (tamanho de meio peito de galinha)

ovo 1 unidade

feijões cozidos* 1/2 xícara

nozes, castanhas, sementes 30 gramas

manteiga de oleaginosas (amendoim, girassol, gergelim): 6 colheres

* *Alimentos proibidos na dieta do dr. Barcellos, mantidos aqui só como referência*

Check up

Esta é uma forma prática de você manter um olho na sua dieta. Tire cópia destas páginas e anote a cada dia quantas porções você comeu de cada tipo de alimento. O que se entende por uma porção está entre parênteses.

pão (1 fatia) ____

cereais matinais (30 g) ____

cereais cozidos (1/2 xícara) ____

macarrão (1/2 xícara) ____

recomendação 6 a 11 SEU TOTAL: ____

____

vegetais crus (1 xícara) ____

vegetais crus ralados (1/2 xícara) ____

vegetais cozidos (1/2 xícara) ____

sumo de vegetais (3/4 xícara) ____

fruta fresca (1 pequena ou 1/2 xícara picada) ____

fruta cozida (1/2 xícara) ____

recomendação 5 a 9 SEU TOTAL: ____

carne, peixe ou ave (60 a 90 g)

ovo (1 unidade)

nozes, castanhas, sementes (30 g)

manteiga de sementes (6 colheres)

recomendação 4 a 6 SEU TOTAL:

gorduras manteiga, óleo, maionese, creme de leite, fritura, sorvete cremoso (1 ponto para cada)

recomendação: ZERO SEU TOTAL:

açúcar doces, balas, bombons, bolo, torta, mousse, sorvete, refrigerante, chocolate, refresco, cafezinho (1 ponto para cada)

recomendação: zero SEU TOTAL:

Proteínas alergias neoplasias malignas

Dr. Raul Barcellos

Primeira parte: transcrição da monografia publicada em 1981.

Este resumido trabalho é fruto de mais de quarenta anos de observações constantes e diuturnas. Por motivos óbvios não pode o autor apresentar semelhante estudo sob provas rigorosamente científicas. Faltaram-lhe os meios capazes e a cooperação tão necessários às pesquisas da natureza como as de que ora cogitamos.

Estamos, porém, convictos de que os que nos sucederem poderão servir-se de preciosas bases para intensificação da luta em favor da saúde - que é o elemento básico da sociedade.

Raul Barcellos

Proteínas ou substâncias protéicas são corpos de peso molecular elevadíssimo e que contêm sempre nitrogênio, além de carbono, hidrogênio e oxigênio e ainda freqüentemente enxofre. São constituídas principalmente por complexos aminoácidos. Formam cerca de metade do material orgânico do corpo humano e representam 16% de todo o peso do corpo. Nas proteínas mais puras encontram-se sais minerais.

Já se consegue decompor todas as proteínas em uma vintena de aminoácidos. Contudo só se pode dizer com segurança que 70% de cada albuminóide são compostos de aminoácidos *e os 30% restantes devem ser formados por aminoácidos desconhecidos ou outras matérias ainda não identificadas e não bem separáveis.*

Nem todos os aminoácidos estão presentes em todas as proteínas; existem algumas que são constituídas relativamente por poucos aminoácidos; outras há, mais completas, nas quais por assim dizer encontram-se todos os aminoácidos como componentes dos albuminóides; e também é certo que muitas vezes alguns aminoácidos estão repetidos várias vezes em uma molécula protéica, porque esta tem um enorme peso molecular e portanto não pode ser constituída unicamente por 15 ou 18 aminoácidos diversos, presentes uma única vez. É o que nos ensina Rondoni e assim continuaremos.

Os aminoácidos que compõem a molécula protéica podem ser classificados conforme pertençam à série acílica (gordura) ou cíclica, isto é, contenham exclusivamente cadeias de átomos de C abertas ou fechadas. Dentre os daquela, os monoaminoácidos monobásicos (glicocola, d-alanina, d-valina e outros carentes de confirmação: nor-valina, I-leucina, d-isoleucina, serina); diaminoácidos monobásicos (ornitina, d-lisina, ácido aspártico); monoaminoácidos bibásicos (glutâmico). Aqui cabe uma observação importante: por hidrólise ácida de muitas proteínas e também hidrolisando a caseína mediante NaOH, Mueller isolou um aminoácido que contém S, diferente da cistina e que Barger e Coyne identificaram como α-amino-γ-metiltiobutírico $CH_3S.CH_2\,CH_2.$ $CHNH_2.COOH$, denominando-o *metionina*. Dentre os da cadeia cíclica (fechada) mencionaremos somente, a título de ilustração, a fenilamina, a l-tirosina, o triptofano.

Este intróito, a que ainda recorremos a Rondoni, dá-nos a possibilidade de fornecer os elementos necessários – e isso será visto mais adiante – ao estudo da aplicação deste aminoácido denominado metionina.

(Fiquem certos os leitores de que neste trabalho não nos aprofundaremos na bioquímica – e mesmo que desejássemos seria impossível. Faremos comentários gerais a fim de podermos analisar mais à frente os fundamentos de nossa pesquisa.)

Sabemos que os agentes de desintegração das proteínas são as enzimas ou fermentos; sabemos, outrossim, que nem todas as proteínas contêm todos os aminoácidos conhecidos, e que alguns destes existem em proporções variadíssimas na molécula de cada albuminóide; sabemos bem como é importante na diferenciação das proteínas a ordem do encadeamento de cada grupo elementar, e sob quão diferentes formas podem ser agrupados uns vinte e poucos aminoácidos, que costumam estar várias vezes repetidos na molécula; sabemos, ainda, que as enzimas têm grande influência sobre a disposição relativa dos aminoácidos, e que cada um destes pode sofrer influência de propriedades óticas. Temos conhecimento da possibilidade da introdução, por diversos meios, de determinados agrupamentos atômicos ou radicais nas proteínas.

Ainda sob o aspecto biofísico vamos nos prevalecer de

Rondoni quando assim se expressa: "As investigações de Pauli demonstram que é possível classificar as proteínas segundo a natural preponderância dos radicais positivos ou negativos: há algumas como a ovalbumina e a soroglobulina em que prevalecem os radicais negativos, ou seja, são prevalentemente ácidas, e outras como a glutinina (dos cereais) e todavia mais uma globulina, têm um predomínio de radicais positivos, pelo qual têm carater mais básico; finalmente há outras como a *hemoglobina* (o grifo é nosso), nas quais a neutralidade é quase absoluta, por igualdade no conteúdo de radicais ácidos e básicos. Em conclusão, pode-se dizer que as proteínas têm uma constante de dissociação ácida e uma básica, porém elas não são sempre perfeitamente iguais; e estudando o poder máximo de saturação com ácidos e bases em proteínas puríssimas, em água puríssima, encontramos as citadas variantes. (...) Têm também uma condutibilidade elétrica peculiar em relação com sua parcial ionização". E conclui que elas, as proteínas, não estão sempre em estado de perfeita neutralidade elétrica, e que tal neutralidade é dissimulada pelo fenômeno da salificação interna, da mesma forma como se processa entre os aminoácidos relativamente a suas propriedades óticas ativas, geralmente levogiras.

Vamos agora passar em rápidas pinceladas às fases da desintegração das proteínas. Tomam o nome de albumoses, proteoses e peptonas os derivados protéicos resultantes da desintegração incompleta das proteínas, isto é, produtos intermediários entre as proteínas e os aminoácidos. Resumindo: albumoses os primeiros produtos da degradação; as peptonas em uma segunda fase e finalmente os aminoácidos. Façamos aqui um parêntese: os ácidos oxiproteínicos, que também são produtos da desintegração das proteínas e encontrados na urina, aumentam no curso das caquexias cancerosas.

Sobre a sintetização das proteínas chamaremos apenas a atenção dos leitores para os estudos de Rona e Celkers que demonstraram a possibilidade da ação sintética dos fermentos unindo os derivados da desintegração, e um dos exemplos mais clássicos é a ação sintética com a esterease hepática obtendo esteres do ácido butírico.

Classificação das proteínas

Parece-nos que a classificação ainda é a clássica, estabelecida nos livros ingleses. Simples: protaminas, histonas (de caráter acentuadamente básico), albuminas, globulinas, glutelinas, protaminas, prolaminas, escleroproteínas ou albuminóides, fosfoproteídeos (de caráter neutro ou ácido preponderante). Conjugadas: cromoproteídeos, nucleoproteídeos e glicoproteídeos.

As protaminas só se encontram no esperma dos peixes; não são hidrolisadas pela pepsina e se desintegram pela ação das protaminases; tóxicas para os vertebrados superiores, por certo por não sofrer ação da pepsina.

As histonas diferenciam-se das protaminas por conterem S e sempre muito mais aminoácidos e cerca de 100 destes não bem identificados.

As albuminas são ricas em S (2%) e contêm quase todos os aminoácidos, exceto a glicocola; existem em todas ás células.

As globulinas são de estrutura mais complicada que as albuminas e têm maior resistência à tripsina, de pêso molecular mais elevado e maior viscosidade. Para os estudiosos da matéria a mais importante globulina é a soroglobulina do plasma sangüíneo da qual se distinguem frações distintas: o fibrinogênio, a euglobulina e a pseudoglobulina, não se sabendo ainda se trata de espécies químicas diferentes ou simplesmente estados coloidais diferentes.

As glutelinas e as prolaminas encontram-se exclusivamente e em abundância nas sementes vegetais e nos cereais.

As escleroproteínas que constituem um grupo mais heterogêneo e que tem de comum a propriedade fisiológica de proteção e sustentação tendo em vista sua resistência mecânica e dureza (formações paraplasmáticas, esqueléticas, tegumentos e tecido conjuntivo).

E finalmente as fosfoproteínas, cuja característica é conterem fósforo; dentre as fosproteínas destaca-se a caseína do leite.

Os cromoproteídeos contêm sempre um metal pesado: ferro, cobre ou manganês. Dizem os doutos que se trata de substâncias de função respiratória destinada à fixação do oxigênio atmosférico e ao transporte deste aos tecidos (pigmentos respiratórios). Temos como exemplo a hemoglobina. Sabemos todos que a hemoglobina apresenta no organismo uma série de fenômenos de destruição e reconstrução; parece, outrossim, que o organismo se serve de alguns aminoácidos para construção da hemoglobina nos órgãos hematopoéticos; sabemos também que a demolição da hemoglobina conduz aos pigmentos biliares. As células hepáticas, e possivelmente as do sistema reticuloendotelial, têm a propriedade de fixar o núcleo cromático da Hb hemoglobina posta em liberdade pela destruição dos glóbulos vermelhos; em determinados estados patológicos estes núcleos se transformam, eliminam o ferro que é armazenado de diferentes formas e em grande parte reaproveitado e formam os pigmentos sem ferro que são principalmente eliminados pelas vias biliares. O pigmento biliar fundamental é a bilirrubina; por oxidação da bilirrubina no intestino dos lactentes formam-se a beliverdina e outros mal definidos. Ignora-se até hoje a estrutura exata da bilirrubina.

Os nucleoproteídeos são caracterizados pelo ácido nucléico e se encontram em todas as células.

E finalmente os glicoproteídeos, que contêm e libertam por hidrólise grandes quantidades de substâncias redutoras do tipo de hidratos de carbono.

Enzimas

Temos que enzimas ou fermentos são palavras designativas de microorganismos capazes de desenvolver, à custa de substratos orgânicos, geralmente hidratos de carbono, ações químicas das mais complexas, do tipo desintegrativo: as fermentações. Entende-se por substrato o material sobre o qual se exerce a ação enzimática que, segundo os casos, pode ser oxidante, redutora, hidrolisante (oxidação, redução, hidrólise, etc). Temos, outrossim, conhecimento de que a nomenclatura dos fermentos é a que consiste em acrescentar a desinência "ase" ao nome do substrato, ex.: protease, fermento que age sobre as proteínas. Tudo faz crer que as enzimas são específicas, de vez que cada uma delas tem determinada eletividade ou preferência de ação; logo, temos que as enzimas conhecidas como ativas para as proteínas não atuam sobre os hidratos de carbono e assim por diante.

Reconhecemos a presença da enzima pelo desaparecimento da substância primitiva e o aparecimento dos produtos de sua desintegração. Os fenômenos enzimáticos são de uma enorme complexidade: às vezes funcionam isoladamente e outras em conjunto. A ação enzimática é proporcional à quantidade de fermento e substrato, à temperatura, ao meio em que se processa e à presença de sais e outros produtos orgânicos.

Temos ciência, outrossim, de que foi do estudo das enzimas que surgiu a teoria da imunologia, até hoje muito discutida, mas ainda sem elementos convincentes de sua aplicação. Na atualidade as discussões chocam-se e as concepções se dispersam em duas correntes: a da bioquímica e a da físico-química; aquela defende a tese de que se trata de microorganismos, e esta defende o ponto de vista de que se trata de um estado físico da matéria e não uma determinada substância. Mais adiante daremos nosso entendimento, e tudo faremos para nos colocarmos num plano, senão rigoroso, pelo menos mais consentâneo com um raciocínio científico e prático.

Os grandes autores citam exemplo clássico relativamente a um antifermento, a *antitripsina*, ou poder antitríptico do soro, que *aumenta nos tumores malignos,* nas doenças infecto-contagiosas, etc.

Alguns pensam que é devido à formação de auto-anticorpos relativos aos fermentos trípticos normais, por exemplo, aos reabsorvidos do pâncreas, aos dos leucócitos destruídos, *aos das células neoplásicas*, etc; outros o supõem devido a presença de lipóides e ácidos graxos não-saturados do soro, e, finalmente, *alguns o atribuem às próprias proteínas do soro que são pouco atacáveis pelos fermentos proteolíticos* e que poderiam explicar uma ação protetora das mesmas *in-vitro* e talvez também *in-vivo*. De antigas investigações de Rondoni parece deduzir-se que o poder antitríptico do soro está mais ligado às soroalbuminas que às soroglobulinas, e é destruído por vários reativos (por exemplo os sabões), isto é, por substâncias de grande atividade superficial que modificam o estado físico dos sóis protéicos do soro ou as relações entre proteínas e lipóides. Freqüentemente se fala de *ações tóxicas* sobre os fermentos: assim, o NaCl tem ação tóxica ou inativante sobre a catalase do leite de vaca (Rotini), o nitrato de sódio inativa a catalase do sangue com possível fenômeno de revivescência (Rotini), tal como sobre a função catalásica dos metais coloidais. Em conclusão, os fenômenos de ativação e inibição das enzimas atestam, por assim dizer, a dupla natureza dos fermentos com grupos químicos específicos e vetores coloidais; e, neste duplo sentido, podem depender de influências químicas e coloidais. Uma substância pode ter ação excitante ou inibidora sobre vários fermentos: assim, segundo Rondoni, os fosfatídeos inibem os fermentos do sistema tríptico e favorecem as catepsinas dos órgãos, devido, provavelmente, a fenomenos de adsorsão. (Bioquímica de P. Rondoni, pág. 275.)

Faremos, agora, um rápido retrospecto sobre o que pensam modernamente os diversos autores alicerçados nas pesquisas de Wollman sobre os agentes pseudo-enzimáticos regeneradores, que são entendidos como certos agentes biológicos de natureza obscura que provocam nas células modificações diversas, geralmente profundas e persistentes, de tipo lítico e letal, com fins proliferadores que acarretam *neoformação* dos mesmos agentes que podem atuar sobre novas células homólogas, sendo portanto auto-regeneradores, isto é, iniciam sua própria *regeneração nas células atacadas ou influenciadas*. A teoria é oriunda da descoberta por D'Herelle (1917) do chamado bacteriófago. Segundo Wollman, dever-se-iam admitir no bacteriófago fatores hereditários verdadeiros e peculiares no sentido mendeliano, capazes de transmitir-se da célula-mãe à célula-filha e até de célula a célula através do meio-ambiente. Eis pois a característica de fenômenos mutáveis das células, provocados certamente por um princípio originado na própria célula, que conduzem à reprodução do mesmo princípio; o agente regenerar-se-ia nas células afetadas, como bacteriófago nas células bacterianas, aplicando-se também essas teorias à *etiologia dos tumores*.

Hoje este agente é considerado um princípio químico que transforma as células mesenquimatosas em células sarcomatosas, admitindo-se outrossim que também nos tumores malignos se trate de um agente semelhante, não separável das células, concluindo-se que a malignidade seria uma espécie de mutação provocada por um agente pseudo-enzimático que apareceria na célula por diversas influências químicas, físicas e parasitárias.

Este reduzidíssimo retrospecto a respeito das proteínas e do seu metabolismo servirá de suporte aos estudiosos nessa matéria à confirmação científica em todos os seus rigores das observações, pesquisas e conclusões a que chegamos neste pequeno trabalho.

Vamos reafirmar que o presente estudo não tem a pretensão de ser um tratado sobre o metabolismo das proteínas. A finalidade precípua é de, com sólidas bases em princípios científicos bioquímicos e biofísicos, trazer a lume o resultado prático de pesquisas realizadas em mais de quarenta anos.

No princípio nossas pesquisas foram voltadas para a asma brônquica. Sabemos que a terapêutica desta vem sofrendo ao passar dos tempos as mais variadas orientações. Houve época, não muito longe, em que a mesma era tida como doença pulmonar; tratava-se o paciente com sanocrisina (vulgarmente chamada injeção de ouro); após essa fase surgiu a teoria da sífilis (bismuto, arsênico, etc); logo depois a da alergia, sob a égide da teoria da dessensibilização, em que o paciente se submetia a testes intradérmicos e, dependendo das reações, lhe eram prescritas vacinas oriundas de poeira, alimentos, etc; a seguir instituiu-se a hormonoterapia, onde o derivado cortisônico mais usado era a desoxicorticoesterona, e assim sucessivamente. Ainda hoje a terapêutica heróica nas crises agudas da asma brônquica é a adrenalina.

Milhares de observações foram por nós efetuadas e os mais variados resultados eram rigorosamente anotados, cabendo aqui ressaltar alguns pequenos casos de nossa clínica diuturna.

Certa noite fomos chamados de urgência para atendimento de uma criança de 6 anos no bairro de Fátima e lá pudemos constatar que a mesma já tinha sido atendida naquele dia e nos anteriores pelo serviço de pronto-socorro do Hospital Souza Aguiar, e até mesmo a heróica adrenalina tinha sido ineficiente. Colocamos a criança no colo e iniciamos uma conversa; e nesta prometemos que ela ia dormir na mesma cama da mamãe, e procedemos a uma ligeira indução hipnótica (havíamos feito um curso de hipnose no Hospital N. S. da Glória, do Ministério da Marinha); em menos de 30 minutos a criança dormia um sono tranqüilo e reparador.

O mesmo ocorreu com uma paciente jovem: todas as vezes que surgia a crise aguda da asma brônquica seu progenitor exigia minha presença na sua casa, e no momento em que apertava a campainha por três vezes desaparecia, como por encanto, a crise dispnéica da paciente.

Num certo sábado de carnaval, no momento em que nos preparávamos para viajar, fomos solicitado para atender, também de urgência, uma normalista do Instituto de Educação, e lá encontramos a paciente já numa fase de asfixia, tendo a mesma já se submetido a todos os recursos terapêuticos conhecidos na época. Cerca de 30 minutos após a uma indução hipnótica a paciente dormia tranqüilamente, isso com o compromisso por nós assumido de que faríamos o seu progenitor atender a determinado desejo seu. Esses relatos servirão não só para suavizar um pouco a aridez do assunto para os que não se dedicam à especialidade, bem como para alertar os especialistas sobre a relação direta e imediata entre os estados alérgicos e os fatores psíquicos.

A par do tratamento clínico usual que processávamos em cada época, fomos experimentando determinada dieta e observamos que as crises de asma desapareciam totalmente, mesmo suspensos os medicamentos. Impedíamos o uso de determinados alimentos cujas proteínas entendíamos – e ora afirmamos – pudessem ser os agentes causadores das manifestações alérgicas, e que são: *a lactoglobulina, a caseína; a legumelina (incluídas nesta a faseolina e a glicinina); a glutinina; a hemocianina; a tuberina; e finalmente as específicas da carne de suíno e do abacate*. Com esta pequena dieta desapareciam todos os sinais e sintomas da asma num prazo máximo de 15 dias. Após 45 dias determinávamos ao paciente que se submetesse ao fator que ele reputava ser o causador da crise asmática (poeira, banho frio, etc), e nunca recebemos qualquer resposta relatando a manifestação da asma, desde que tivesse sido mantida a dieta referida.

Praticamente estávamos, após muitos anos de intensa e incansável busca, capacitados a promover a regressão da doença e a recuperação do paciente, senão definitiva pelo menos durante o tempo em que estivesse submetido à dieta.

Exercíamos em nossa clínica (1955 a 1960) a Medicina Interna, com prioridade para as Doenças Alérgicas (hoje com a nomenclatura estipulada pelo Conselho Regional de Medicina de Alergologia).

Estendemos nossa dieta a todas as demais então conhecidas como doenças alérgicas, e em todos os casos íamos ratificando a segurança absoluta do regime imposto, por mais grave que fosse o estado do paciente. Mais uma vez confirmávamos praticamente a eficiência da dieta. Impossível, é óbvio, sustentar nessa época publicamente esta terapêutica, pois estamos absolutamente convictos de que não faltariam as acusações sobre o tratamento supostamente empírico, embora para nós rigorosamente válido. Aí iniciamos as nossas pesquisas a fim de dar cunho científico ao assunto.

Passamos a exigir de cada paciente o hemograma completo antes, durante e após o tratamento. A análise daquele efetuado antes da dieta trazia sempre as mais variadas e acentuadas discrasias, em ambas as séries (ora queda dos eritrócitos, ora aumento violento dos eosinófilos, etc, etc). Em quarenta e cinco dias de rigorosa dieta, com isenção de uso de qualquer medicamento, torna-se maravilhosa a recuperação do paciente, confirmada com o sublime retorno do hemograma às suas taxas normais. Estávamos dando os primeiros passos para a apresentação de dados científicos.

Nessa altura e no nosso modesto ponto de vista, tínhamos vencido a primeira etapa de nossas pesquisas. Havíamos conseguido regredir todas as doenças tidas como alérgicas; porém observamos que, passados alguns meses ou anos após a suspensão da dieta, em alguns pacientes os sintomas e sinais retornavam pela exteriorização das mesmas ou de outras formas de reações.

Nossa orientação passou então a ser voltada para a Medicina Interna. Teríamos a necessidade de apurar as razões pelas quais não ingerindo determinado alimento as reações alérgicas não se processavam. Todos sabem que há indivíduos que nunca tiveram qualquer manifestação alérgica. Daí concluirmos – e já agora os nossos leitores poderão fazê-lo – que *há uma ou mais deficiências orgânicas impeditivas do normal funcionamento da digestão e, numa fase mais avançada, do metabolismo protéico.* Cabe ressaltar que, pelas pesquisas procedidas há longos anos, o distúrbio só se processava com relação às proteínas, e que referentemente aos lipídios e glicídios nunca pudemos constatar a menor alteração.

Para neutralizar a deficiência que nos era apresentada pelo hemograma, socorremo-nos na terapêutica usual como meio capaz de corrigir a discrasia sangüínea apresentada e o combate efetuado rigorosamente dentro dos métodos concebidos pela Medicina Interna.

Afora as doenças classificadas como alérgicas, já agora procedíamos a experiências em outras cuja etiologia até hoje não foi identificada ou é mal determinada, tais como: dermatite exfoliativa generalizada de Wilson e Brocq, psoríase, edema angio-neurótico, alopécias não infecciosas ou medicamentosas, epilepsia onde não existam lesões anatômicas e neoplasias malignas, nestas incluída a leucemia. Os resultados, como anteriormente ficou dito, foram os mais sublimes. *Liquidamos* – segundo nosso ponto de vista -, com nossa modesta cooperação e esforços durante muitos anos, *o fantasma representado pelo câncer.*

A dieta estabelecida, aliada ao tratamento clínico correspondente, proscrevera para sempre, cremos, não o maior flagelo da humanidade, mas o *inimigo do homem* mais temido em nossa época – *o câncer.*

Não paramos aí a tarefa a que nos propomos; estamos com as nossas pesquisas voltadas para outras doenças que nos parecem ter a mesma etiologia: o vitiligo, o diabete e mais algumas.

Conceitos

Como vimos no prólogo deste resumido trabalho há, no nosso entendimento, e baseados nos estudos bioquímicos apresentados pelos que nos precederam há muito tempo, um raciocínio bem claro sobre os fenômenos do metabolismo das proteínas relacionados com as doenças consideradas como alergias – e já agora também as expostas neste estudo.

Todos os indivíduos nascem com propensão a determinadas doenças (famílias inteiras sofrem de doenças cardíacas, etc, etc); assim são os portadores das doenças alérgicas: já nascem com uma *deficiência orgânica tecidual*, possivelmente transmitida de célula-mãe para célula-filha, como bem acentua Wollman; e tal deficiência se corrige quando aplicado o todo concebido neste estudo, isto é, promovendo-se a normalização da discrasia sangüínea apresentada.

Nossas observações provaram que, uma vez não ingeridos os alimentos preestabelecidos, as manifestações alérgicas não só deixam de se processar como também regridem, mesmo sem uso de medicamentos. Disto se conclui que há determinadas substâncias nesses alimentos que não se submetem às indispensáveis desintegração ou sintetização ou ambas, que normalmente deveriam ocorrer; e essa perturbação do fenômeno metabólico diz, pela exposição anterior dos fatos, respeito somente às proteínas, apenas se localizando em tecidos diferentes, tendo em vista as diversas formas de exteriorização.

Tudo nos leva a crer, pelo tratamento descrito, que tais deficiências têm a mesma origem. Senão vejamos: enquanto mantemos o paciente na dieta procedemos concomitantemente à terapêutica clássica indicada, e a volta dos quadros eritrocitário e leucocitário às suas taxas normais é a prova mais exuberante e definitiva dos resultados obtidos com o desaparecimento dos estados patológicos correspondentes.

Aos leitores mais atentos não deve ter passado despercebida a acentuação que fizemos quando comentamos a descoberta por Mueller de um aminoácido que hoje todos conhecem: a metionina. É que desejávamos fazer uma referência especial sobre esta substância. Parece-nos que o enxofre nela contido vem suprir uma deficiência parcial no paciente portador das doenças alérgicas. O uso da metionina na fase aguda da doença torna-se um complemento praticamente indispensável ao tratamento. Tem-se a impressão que esta substância age parcialmente como ativadora das enzimas específicas que atuam sobre as moléculas protéicas dos alimentos referidos pela dieta já descrita e por nós estabelecida. Por certo este é um conceito pessoal do autor, baseado nas teorias dos mestres a que no início deste trabalho já nos referimos. Não podemos provar por A + B tal conceito. Não possuímos recursos de qualquer natureza para chegar a uma resposta formal e definitiva.

E é neste momento que procedemos a uma ligeira crítica prometida quando fizemos referência à teoria atual sobre a imunologia. O uso da metionina é a prova cabal, assim se nos afigura, de que as concepções sobre a imunologia estão deficientemente implantadas. Praticamente fica provado que o uso da metionina acelera o desaparecimento das reações alérgicas; supre parcialmente a deficiência existente na realização do metabolismo da molécula protéica, quer na sua fase de fragmentação, quer no seu momento de ressintetização. Não há, no nosso ponto de vista, que ser sustentada a atual teoria da imunologia. Há, sim, o uso de determinado medicamento que supre parcial e temporariamente uma deficiência orgânica, mas não torna o paciente imune à doença. Que me perdoem os doutos as ilações aqui concebidas.

Referimo-nos anteriormente à relação existente entre a discrasia sangüínea e a fase de gravidade da doença. É mais um fator preponderante das conclusões a que chegamos; quanto mais acentuada a crise, mais irregulares se tornam as taxas oferecidas pelo hemograma. Admitimos, ainda, a possibilidade de mencionar-se que a interrupção no metabolismo normal das proteínas se processa no momento em que elas são levadas pela corrente sangüínea aos tecidos. Daqui para diante, caberia apurar se essa interrupção no metabolismo protéico seria em decorrência do peso molecular, de deficiência no metabolismo intermediário da molécula protéica, do maior ou menor número de aminoácidos ou de outros aminoácidos ou substâncias ainda desconhecidas, da ação deficiente das enzimas ou substratos.

Cautelosamente nossa atenção voltou-se para os resultados do tratamento clínico procedido e daí constatamos que, à proporção que o quadro eritrocitário se aproximava das taxas normais, todos os demais elementos seguiam o mesmo caminho. Resumindo: a relação entre o tratamento clínico dos diversos tipos de discrasia sangüínea e a recuperação do paciente era rigorosamente proporcional.

Ainda para os leitores mais atentos tivemos a oportunidade, ao descrever as investigações de Pauli, de grifar a proteína denominada hemoglobina, na qual ele constatou a neutralidade quase absoluta, por igualdade no conteúdo de radicais ácidos e básicos.

Sabemos que as substâncias protéicas têm uma especificidade de órgão ou tecido e também uma especificidade zoológica, especificidades essas que são consideradas pelos doutos como a base das reações imunitárias e de métodos biológicos de grande importância prática. Aqui não cabem, para nosso estudo, considerações sobre a especificidade zoológica. Nós nos deteremos somente sobre a especificidade de órgão ou tecido.

É do conhecimento geral que a hemoglobina humana é um cromoproteídeo, formado de um núcleo protéico e um núcleo prostético corado o qual contém sempre um metal pesado: ferro, cobre. É encontrada nas hemácias; cada 100 cc de sangue contém 14 g de pigmento, portanto sua concentração no sangue é grande; a hemoglobina contém 0,34% de Fe. O grupo cromático fundamental (Fe) constitui 5% da molécula da hemoglobina e o restante é formado pela globina, um protéico básico. Hill e Holden conseguiram a ressintetização da globina com o grupo cromático mediante reação fracamente alcalina e em meios redutores, reconstituindo-se pois a hemoglobina. Lembra Rondoni que "embora na Hb o Q se una ao Fe do grupo prostético para formar a HbO2, a aptidão para esta união é devida à proteína; é pois a globina que, em conseqüência das particularidades estruturais, comunica ao grupo cromático e, por conseguinte, ao pigmento íntegro, a capacidade de fixar o O2. Não se sabe com precisão qual o grupo de globina responsável por esta união com o grupo cromático. Por parte do grupo cromático, *vector do Fe* (o grifo é nosso), admite-se segundo Haurowits e Weelsch, que *seja precisamente o átomo de metal que estabelece a união com a proteína* (o grifo ainda é nosso)."

Os álcalis aumentam a velocidade da combinação entre a Hb e o O_2; em troca, os ácidos reduzem-na. Assim, temos que os álcalis facilitam a oxidação da Hb e os ácidos a redução da HbO_2. Pressupõe-se, ainda, alguns fatores capazes de acelerar a fragmentação da HbO_2 ao nível dos tecidos, e dentre eles destacam-se os agentes enzimáticos. Tem dúvida o autor se caberia neste parágrafo a observação de que a Vitamina C exacerba e acelera a progressão da doença alérgica, mas por cautela ressalva aqui as experiências a que procedeu.

A célula hepática e possivelmente as células do sistema reticulo-endotelial de Aschoff têm a propriedade de fixar o núcleo cromático da Hb posta em liberdade pela desintegração dos glóbulos vermelhos, destruição esta que tanto pode ser fisiológica como patológica, e tais pigmentos sem ferro são principalmente eliminados pelas vias biliares; o primeiro e fundamental pigmento formado é a bilirrubina, cuja estrutura molecular ainda não foi bem determinada. Esta menção especial e resumida sobre a formação da bile serve, no nosso conceito e para os fins a que se destina este estudo, para chamar a atenção dos clínicos a fim de que nos casos de hepatoma não se utilizem do Fe antes da regressão dos sinais e da sintomalogia, regressão esta que se processará à custa da dieta aqui preconizada. O órgão está sobrecarregado e incapaz de proceder ao metabolismo fisiológico da hemoglobina.

Ficou sobejamente esclarecida a neutralidade quase absoluta da hemoglobina, por igualdade no conteúdo de radicais ácidos e básicos. Rompida esta neutralidade – a que se referem as investigações de Pauli já mencionadas e que agora vêm em abono dos nossos conceitos -, com a queda da hemoglobina no sangue e conseqüentemente a diminuição do percentual do Fe processa-se um desequilíbrio desta neutralidade, com tendência ao aumento de radicais ácidos. E é esse desequilíbrio ocasionado por carência do metal referido que oferece, a nosso ver, margem a um raciocínio, senão rigorosamente científico, pelo menos lógico, que impede parcial ou integralmente, no tecido ou órgão deficiente, a desintegração e ou a sintetização fisiológica de determinadas proteínas contidas nos alimentos por nós mencionados no início deste estudo. Interrompidas no seu metabolismo fisiológico, as referidas desintegração e sintetização se processam, como é óbvio, de forma anômala, trazendo, em conseqüência, os mais variados distúrbios patológicos, dependendo do órgão ou tecido portadores das deficiências já várias vezes mencionadas.

Poderia parecer que nestas observações teríamos excluído as ações enzimáticas. Tal não ocorre. Para nós o fenômeno enzimático se processa normalmente. E tanto isso se nos afigura uma verdade que, uma vez excluídas as proteínas contidas nos alimentos predeterminados, o metabolismo se efetua normalmente; e também se verifica normalmente após o tratamento da discrasia sangüínea anteriormente descrita.

Aqui procuramos conceituar, de forma a mais reduzida possível, os entendimentos nossos a respeito da matéria. Por certo outros conceitos poderão ser aditados em abono de nossa pesquisa; e outros também, com toda a certeza, poderão ser oferecidos em contraposição à nossa tese. Em ambas as hipóteses só lucrará a humanidade e assim teremos atingido o nosso precípuo objetivo.

Terapêutica

Já nos referimos à prescrição alimentar no início deste estudo.

Relativamente ao tratamento clínico, que também já foi mencionado anteriormente, é o clássico da Medicina Interna no que respeita as já também referidas discrasias sangüíneas descritas.

Seria ocioso, redundante e até de certa forma constituiria, no nosso modo de pensar, uma descortesia à nossa classe médica e especialmente aos estudiosos do assunto descrever os tratamentos clínicos aplicáveis às espécies em referência.

Apenas faremos uma referência especial às causas mais comuns que proporcionam as discrasias sangüíneas em foco: estas têm a sua etiologia ligada às parasitoses, às seqüelas palustres e às deficiências dos órgãos hematopoéticos.

Como elemento complementar da terapêutica cabe prevenir a imperiosa necessidade – e aqui acentuamos de forma categórica – do internamento do paciente em estabelecimento hospitalar, principalmente se o seu estado já se encontra numa fase avançada. *Nunca*, repetimos, experimente neste caso *tratamento ambulatorial ou em residência.*

Aqui encerramos nosso pequeno estudo na certeza de que outros estudiosos por certo saberão apresentar suas críticas e, por mais contundentemente oferecidas, serão sempre muito bem aceitas.

Segunda parte: transcrição da monografia publicada em 1995.

SUMÁRIO

DOS ESTUDOS E PESQUISAS

Lá se vão 67 (sessenta e sete) anos. Foi no ano de 1925, portanto aos oito anos de idade que surgiram no autor as primeiras crises de asma brônquica, o que não o surpreendeu muito, pois o avô materno e sua mãe também sofriam do mesmo mal.

Embora já conste do primeiro trabalho publicado, entendo não ser excessivo aqui proceder a um resumo da história da asma e os diversos tratamentos a que se submeteu, durante o período de 19 (dezenove) anos. O seu primeiro tratamento se constituiu à base de cálcio, pois havia um certo relacionamento do mal com a tuberculose. Após alguns anos surgiu no Brasil – parece que oriundo da França – o medicamento denominado sanocrisina – mais conhecido como injeção de ouro. Mesmo com alguns anos de uso não foram alteradas as crises de asma. Se não me falha a memória, foi em 1941 que o Prof. Ortiz Patto trouxe para o Brasil as vacinas antialérgicas; procedia-se ao teste intradémico e o elemento que provocasse reação local seria manipulado para a produção da vacina. Apesar do resultado negativo, fica aqui consignada toda minha gratidão pelas atenções que me dispensou, acima de quaisquer expectativas. Foi exatamente nesta época que surgiram as minhas primeiras dúvidas a respeito da teoria da imunidade para a doença em estudo. E, por final, cabe aqui lembrar que é a adrenalina ainda o milagroso remédio das crises agudas.

Foi após o tratamento com as vacinas antialérgicas que passamos a observar rigorosamente os efeitos da alimentação sobre a asma. Suspendíamos um determinado alimento, pelo prazo de 60 (sessenta) dias em média e observávamos se havia qualquer alteração no ritmo das crises. E assim fomos classificando cautelosamente os alimentos que ingeridos impediam, aliviavam ou exarcebavam as crises asmáticas. Surgiu o primeiro passo para o estudo a que procedíamos. Logo a seguir verificamos que com relação aos lipídios (gorduras) e glicídios (açúcares) jamais conseguimos constatar a menor alteração. Daí nossa atenção voltou-se exclusivamente para as proteínas, que são o alicerce de nossa nutrição.

No nosso primeiro trabalho publicado procedemos a um estudo resumido – mas cremos eficiente – sobre as proteínas, sua composição, seus fenômenos metabólicos, suas desintegrações, suas sintetizações, etc. Pormenores outros poderão ser examinados naquela publicação.

Agora tentaremos dar um aspecto mais liberal àqueles não versados em medicina.

Dos resultados sobre a asma passamos a estendê-los a

todas as doenças tidas como alérgicas – o eczema, o edema angio-neurótico, a dermatite exfoliativa generalizada de Wilson e Brocq, etc, e também à epilepsia. Daí relacionar as observações com o câncer foi, na verdade, bem mais suave. Em nosso trabalho anterior (páginas 59 e 60), ficou amplamente demonstrada uma *deficiência orgânica tecidual específica*. Em termos mais liberais: qualquer tecido do organismo pode estar ou ficar deficiente, podendo a deficiência ser de origem genética ou adquirida, e aí então se instalam as ditas doenças alérgicas e o câncer. Exemplo: uma deficiência nos músculos que circundam os alvéolos pulmonares: ditos músculos sofrem os distúrbios do metabolismo protéico, isto é, contraem-se provocando a hiperpnéia (falta de ar dos asmáticos), ou mesmo o tumor maligno.

❖

DO ENTENDIMENTO SOBRE ALERGIAS

Para o autor as denominadas doenças alérgicas não se caracterizam como doenças exatas. Entendemos que elas significam exteriorizações de estados patológicos preexistentes. Essas exteriorizações surgem, como acima ficou dito, em decorrência de uma deficiência orgânica tecidual. Ainda em outras palavras: o metabolismo de determinadas proteínas não se processa regularmente. Exemplo: por ser portador de uma parasitose surge uma *deficiência orgânica tecidual* limitada a um ou mais tecidos. Com a ingestão de proteínas de determinados alimentos o seu metabolismo se processa anormalmente e surgem então as reações as mais diversas, dentre estas as neoplasias malignas. A citação das parasitoses serve como exemplo, porque é a mais comum das doenças que podem provocar as reações alérgicas

Mostramos no nosso primeiro trabalho as mais comuns doenças: seqüelas palustres, deficiência dos órgãos hematopoiéticos. Outros e os mais variados estados patológicos podem provocar as mais diversas reações. É bom lembrar a influência dos estados emotivos expressamente citados na publicação anterior.

❖

DA IDENTIFICAÇÃO DAS PROTEÍNAS

No trabalho publicado foram identificadas as seguintes proteínas: lactoglobulina; a caseína; a legumelina (nesta incluída a faseolina e a glicinina); a glutinina; a hemocianina, a tuberina; as específicas da carne de suíno e do abacate. Propositadamente deixamos de dar a denominação dos alimentos com o objetivo de chamar a atenção dos especialistas sobre a matéria – parece que o resultado foi negativo. Agora, como dissemos anteriormente, para um entendimento mais liberal, é o que ora faremos: *leite e seus derivados, com exceção da manteiga; feijão – todas as espécies, inclusive a soja e a ervilha; batatas – inglesa, doce, cará, inhame e aipim; camarão e lagosta; carne de porco, aveia e abacate.* Deixamos, entretanto, de citar a *castanha da Europa* por se tratar de um alimento que somente é usado em período muito curto.

Segundo Rondoni, as proteínas resultantes dos alimentos permanecem no organismo humano de 60 a 90 dias em média. Elas se desintegram e se ressintetizam cinco ou seis vezes conhecidas, e ainda outras vezes ainda não determinadas.

❖

DOS TRATAMENTOS CONVENCIONAIS

Através de muitos anos venho acompanhando o lançamento de inúmeros tratamentos no mundo inteiro para a cura do câncer; uns revestidos de seriedade; outros mais extravagantes; e ainda outros ridículos. Nenhum até hoje conseguiu qualquer base sólida para a cura, mesmo com os aparelhos mais sofisticados, as aplicações terapêuticas usadas, as cirurgias mais perfeitas. Os resultados são quase sempre os mesmos: o óbito. As porcentagens de cura são ainda muito abaixo do desejado ou ideal.

Aqui cabe um comentário especial. Venho acompanhando com o maior interesse o tratamento cirúrgico que se efetua nos Estados Unidos da América para a cura da leucemia. Lá se procede ao transplante da medula hígida no organismo do paciente doente.

Em 1981, ano que foi publicado o nosso pequeno trabalho, já fazíamos referência às deficiências dos órgãos hematopoéticos e também já procedíamos ao tratamento clínico correspondente (pág. 64).

Não há aqui nenhuma intenção de ser contra o tratamento cirúrgico citado. Apenas a lembrança de que, antes do exercício do ato cirúrgico, procedíamos a tratamento clínico indicado.

Entendo que o tratamento cirúrgico, por exigir alta especialização, doador compatível, etc., etc., eleva o custo do tratamento, tal como temos assistido pela imprensa aos apelos dos responsáveis sem recursos financeiros pelos seus pacientes, numa jornada heróica.

❖

DAS DIFICULDADES PARA IMPLANTAÇÃO DO SERVIÇO

Voltemos, agora, para o tratamento do câncer. Vamos afirmar, logo de início, com a mais rigorosa ênfase, que o regime alimentar sustentado por nosso trabalho *não* cura qualquer espécie de alergia, inclusive o câncer. Tal regime faz regredir tais reações até chegar ao nível normal, em pouco ou maior tempo de aplicação, dependendo da localização. Por exemplo, nos ossos a demora é bem maior. É imperioso observar que a prescrição medicamentosa – dentro da Medicina Interna – é o instrumento indispensável para a cura.

Cabe agora ressaltar que o tratamento médico carece preliminarmente do diagnóstico do mal *preexistente*. Cabe ao médico proceder a todos os exames necessários à identificação da etiologia correspondentemente certa.

Sempre acentuei com o maior rigor que o ideal do tratamento seria em estabelecimento hospitalar especializado, pois o realizado em residência ou ambulatório deixa a desejar. A experiência de todos estes anos mostra os mais variados resultados negativos: a) desaparecido o sintoma – no caso de câncer, o tumor – o paciente abandona o tratamento, sem esperar a conclusão, na convicção de que já está curado; b) há sempre um "entendido" que exorta o doente a ingerir um alimento proibido, sob os mais variados fundamentos; c) a "bondade" de um parente próximo em satisfazer um desejo do paciente; d) a preocupação da esposa, da mãe, ou de um filho, em não ficar com remorso, se o paciente vier a falecer, etc, etc...

Infelizmente, a minha luta em tentar implantar o tratamento em referência tem sido em vão. Até hoje não encontramos um estabelecimento hospitalar capaz de dar, pelo menos como experiência, acolhimento à proposta em estudo. Seria muito difícil, ou mesmo impossível, um cirurgião aceitar a sugestão do tratamento clínico: ele está convicto de que só a cirurgia pode minorar o sofrimento do paciente; o radiologista entende que só com a aplicação dos raios x há possibilidade da extirpação das células neoplásicas malignas; o oncologista rejeitar a hipótese de proceder à quimioterapia, sempre no pressuposto de que se trata de uma arma poderosa contra o câncer. Nenhum deles é culpado por manter suas convicções profissionais. Eles são os fiéis executores de medidas convencionais que, infelizmente, se estagnaram no tempo e no espaço, no que respeita ao câncer; d) também ainda podem existir outros para quem os recursos financeiros a que o câncer pode dar origem signifiquem ótimas e intermináveis fontes de renda.

❖

DO TRATAMENTO

O tratamento dos pacientes portadores de câncer obedece, como não podia deixar de ser, às mesmas normas determinadas pela Medicina Interna: prontuário completo, com a anamnese bem feita, para que o diagnóstico seja preciso.

Há que se ter em vista a necessidade, quase sempre, de exames complementares, pois como ficou dito anteriormente, não consideramos o câncer uma doença na rigorosa acepção do termo e sim a exteriorização de um estado patológico preexistente. Um simples granuloma dentário poderia criar dificuldades na evolução favorável da neoplasia; uma amigdalite crônica trará as mesmas dificuldades. Assim sendo, ao mesmo tempo em que fazemos o tratamento específico, afastamos qualquer hipótese secundária surgida, tais como as infecções paralelas, etc etc.

O tratamento será acompanhado sempre pelo hemograma completo, que deverá ser efetuado de 30 em 30 dias, em média. Ele nos dirá com precisão quase absoluta a evolução do mal, bem como se o paciente fugiu ao regime alimentar prescrito.

Uma ressalva aqui deve ser feita. O uso de vitamina C sintética, ao contrário da natural, exacerba a evolução das neoplasias. Tal experiência foi por nós posta em prática centenas de vezes. Entendemos que tal acontece pelo seguinte mecanismo: como as proteínas não se estão metabolizando normalmente, e como a vitamina C sintética é usada para excitar os órgãos hematopoéticos produzindo maior número de glóbulos sangüíneos, o aumento dessa produção logicamente aumenta o número de células neoplásicas. Esse fenômeno também ocorre com todas as denominadas alergias, ou melhor, crises alérgicas.

O regime alimentar é simples, porém sua aplicação é mais que rigorosa. É SEVERA.

❖

DOS PACIENTES

Geralmente, quando o doente é por nós examinado pela primeira vez, ele pergunta o prazo de sua cura. A todos eles fazemos entender que a medicina não é uma ciência exata. Cada caso é um caso. Depende de vários fatores. Como tais: o grau de evolução do mal; o tipo do tecido afetado; a localização; o cumprimento exato das prescrições médicas, etc etc. De nossas pesquisas observamos que, quanto mais vascularizado o tecido ou órgão, mais rápida é a recuperação. Ressalvem-se aqui os tumores localizados no pulmão, pois em 30% dos casos ocorre paralelamente a tuberculose, que alguns especialistas teimam erradamente em não reconhecer. Ressalvem-se também os tumores localizados no fígado quando sua extensão atinge mais de 2/3 (dois terços) do órgão e se petrificam.

❖

"VIA CRUCIS"

Durante muitos anos tentei transformar cientificamente minhas pesquisas, pois sozinho seria humanamente impossível. Faltavam meios os mais variados para a execução de trabalho de tal envergadura: equipe de especialistas, estabelecimento hospitalar; recursos materiais etc. etc.

Iniciei a minha peregrinação. Na minha primeira tentativa procurei o Hospital do Câncer da Penha. Fui muito bem recebido pelo então diretor, dr. Agostinho Passos, em sua residência, em 30 de dezembro de 1977. Orientou-me no sentido de que dirigisse carta datada de 2 de janeiro de 1978 ao Conselho que administrava a entidade. Após inúmeras idas àquele nosocômio, fui comunicado que o meu pedido foi indeferido, tendo em vista a informação dada pela encarregada da nutrição de que tal estágio traria despesas extras. Ofereci-me para financiar tais despesas. Tudo em vão. Após peregrinar por vários hospitais durante muito tempo, consegui um estágio na Clínica de Repouso Campo Belo, de propriedade do então Prof. Nuno Lisboa. Lá residi durante 85 dias, de 09-03-82 a 01-06-82, junto a um pavilhão com 36 leitos de doentes terminais, embora ficasse restrito ao regime alimentar, pois pelo acordo feito não me era permitido o uso de qualquer medicamento. Apesar dos pesares, parece-me que, pelo menos, tive o apoio moral do diretor técnico, Dr. Henrique Bartholo.

Em 21-08-82 viajei para São Paulo numa tentativa de interessar a direção do Hospital Antônio Prudente, tido como o maior hospital de Câncer do Brasil. Fui no dia 23-08-82 recebido pela Sra. Carmem Prudente, viúva do Dr. Prudente, e presidente da instituição. Declarou-me ela que o hospital era dirigido por um médico americano e que os recursos de que dispunha, os melhores existentes, impediam qualquer alteração nos critérios ali estabelecidos. Foi a última tentativa em estabelecimento hospitalar por mim procedida.

Afastando-me um pouco da ética, e em virtude de ler declarações no Jornal do Brasil de 10 de outubro de 1986, feitas por um ex-ministro, sobre o estado de saúde de sua esposa, concluindo: "A gente sabe de quem optou apenas por esperar o inexorável", obtive seu telefone em Brasília e ofereci a ele, contrariando sua assertiva, a minha ida à Brasília, sem qualquer interesse pecuniário, exclusivamente com meus recursos próprios – a aplicar nosso método, pois o tumor maligno no cérebro – e os cientistas não sabem disso – é de fácil regressão, face à intensa vascularização local.

Declarou-me que o caso estava afeto a um neurocirurgião, cuja conferência estava prevista para o dia seguinte, e que após a realização desta ele me telefonaria. Em não me telefonando, liguei novamente para Brasília e fui atendido por seu filho – disse-me ser médico – o qual me declarou que me telefonaria no dia seguinte. Pressuponho a interpretação dada à minha oferta. Assunto encerrado.

❖

DOS BONS MOMENTOS

Além de algumas altas clínicas que consegui durante anos, pois como ficou dito anteriormente, os pacientes – que são inúmeros – abandonavam o tratamento com o desaparecimento dos sintomas, tenho que registrar o apoio moral do Dr. Henrique Bartholo, então diretor técnico da Clínica de Repouso Campo Belo.

Ressalto aqui as atenções e cooperação inexcedíveis a mim prestadas pelo Prof. Abi Bam, vice-presidente da empresa H. Stern e presidente da comissão do Prêmio Nobel de Física Médica. Foi a ele que ofereci o meu primeiro trabalho publicado. Ao seu desvelo, à compreensão, ao seu interesse demonstrado ao nosso modesto trabalho, o meu mais profundo agradecimento e homenagens.

Para concluir: alguém, da maior importância no plano médico-científico do mundo contemporâneo – o Prof. Albert Sabin, em entrevista à imprensa em São Paulo, perguntado sobre o que entendia sobre o câncer, respondeu que se tratava de um problema relacionado a fatores psicossomáticos que alteram o comportamento genético celular.

❖❖❖

Índice

A

B

C

D

E

F

G

H

I

L

S

T

U

V

Nota

O trabalho do dr. Raul Barcellos levou Sonia Hirsch a pesquisar as parasitoses, com o fim de apresentar ao público um pequeno manual sobre parasitas de toda espécie, métodos de diagnóstico disponíveis e tratamentos convencionais, alternativos e populares.

O resultado está no ***Almanaque de Bichos que dão em Gente****, publicado em 1998 pela CorreCotia, bem como no site* WWW.VERMES.COM.BR.

Outros livros de Sonia Hirsch você encontra em WWW.CORRECOTIA.COM.

Impressão e Acabamento GRÁFICA LIDADOR LTDA.
Rua Hilário Ribeiro, 154 – Pça. da Bandeira
Tel.: (21) 2569-0594 / Fax: (21)2204-0684
e-mail: lidador@terra.com.br – Rio de Janeiro - RJ